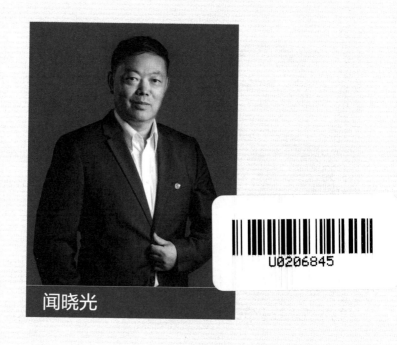

闻晓光

越洋医药创始人、董事长兼 CEO，国家级特聘专家，北大医学部优秀校友。时任中国化学制药工业协会二类新药专委会主任委员、中国药学会制剂专业委员会委员、中国药学会工业药剂学专业委员会委员、中国颗粒协会理事等。国家"新药创制"重大专项（SQ2018ZX091722）项目负责人，国家科技部 973 课题分课题（释药技术及其机理研究 2010CB735602）负责人。曾任职 GSK、Pfizer、药明康德等药企，长期从事发明缓控释新技术并应用于缓控释新药开发为人类健康提供解决方案。拥有获得授权的缓控释技术及产品发明专利 16 项，参与编著 *Oral Controlled Release Formulation Design and Drug Delivery: Theory to Practice*。

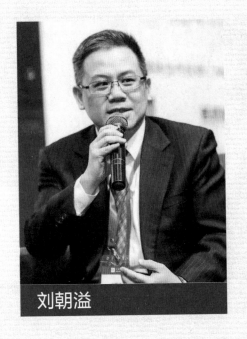

刘朝溢

赛德盛首席科学官，拥有超过25年药物开发规划与执行经验，成功完成了20多项创新及改良型化药、生物药品的开发，包含立项评估、临床前至临床阶段策略规划，曾任海外知名药企与生技公司前临床及临床研究部门负责人。

武汉普渡生物医药有限公司创始人，华中科技大学同济医学院附属协和医院药学教研室副主任，临床药学研究室副主任，曾主持多项国家重大新药创制与国家自然科学基金课题，长期从事临床药理与临床药代试验研究，擅长临床试验方案设计。

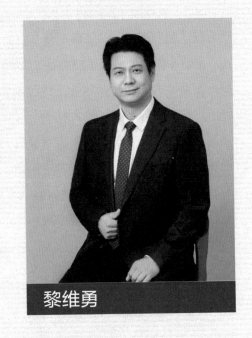

黎维勇

赢在迭代创新

——中国改良型新药活力探源

主　编　闻晓光

副主编　刘朝溢　黎维勇　王廷春

　　　　王　浩　许向阳

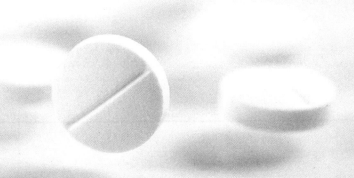

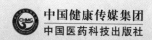

中国健康传媒集团

中国医药科技出版社

内 容 提 要

本书通过梳理行业发展、探析政策沿革、访谈主流企业和临床医生等，讨论了我国改良型新药的现状和未来，研究了国外发达国家改良型新药领域的前世与今生。本书可供医药企业、高校、研究机构决策人、专业技术人员参考。

图书在版编目（CIP）数据

赢在迭代创新：中国改良型新药活力探源 / 闻晓光主编 . — 北京：中国医药科技出版社，2023.1
ISBN 978-7-5214-3718-8

Ⅰ . ①赢…　Ⅱ . ①闻…　Ⅲ . ①新药—研制—研究—中国　Ⅳ . ① R97

中国版本图书馆 CIP 数据核字（2023）第 007603 号

策划编辑　于海平
责任编辑　王　梓
美术编辑　陈君杞
版式设计　也　在

出版　**中国健康传媒集团** | 中国医药科技出版社
地址　北京市海淀区文慧园北路甲 22 号
邮编　100082
电话　发行：010-62227427　邮购：010-62236938
网址　www.cmstp.com
规格　710 × 1000mm $^1/_{16}$
印张　11
字数　152 千字
版次　2023 年 1 月第 1 版
印次　2023 年 1 月第 1 次印刷
印刷　三河市万龙印装有限公司
经销　全国各地新华书店
书号　ISBN 978-7-5214-3718-8
定价　**89.00 元**

获取新书信息、投稿、为图书纠错，请扫码联系我们。

博济医药创始人、董事长兼总经理，暨南大学研究生导师，有20余年临床试验和CRO管理经验，现任中国医药质量管理协会CRO分会会长、广东省生物医药创新技术协会副会长兼秘书长、中华全国工商联合会医药业商会理事。

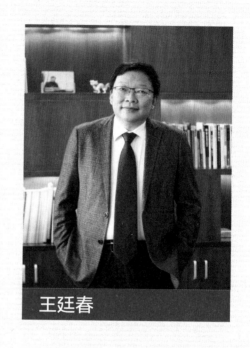

王廷春

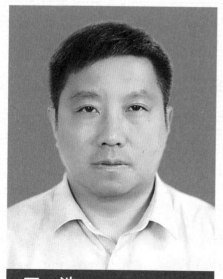

王 浩

上海惠永药物研究有限公司董事长，药物制剂国家工程研究中心研究员，国家药典委员会委员，国家药监局化药审评咨询专家委员，国家一致性评价专家委员。主要从事新型药物制剂的研究与开发工作，研究方向为透皮给药技术和新型注射给药技术。

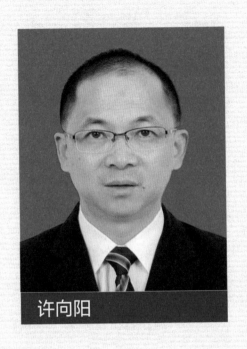

许向阳

江苏恩华药业股份有限公司副总裁，长期从事科研及科研管理工作，主持国家科技重大专项，多项关键技术、多个产品填补了国内空白，并获得省、市科技进步奖多项。

荣昌生物制药（烟台）股份有限公司首席医学官，国投招商医药健康首席科学家。曾在美国FDA工作近20年，担任多个战略领导职务，参与制定多个治疗领域的FDA指南。曾任国家药监局药品审评中心首席科学家。

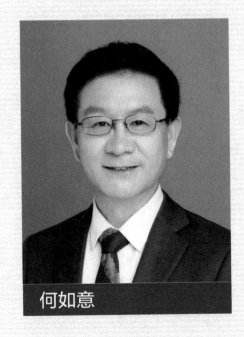

何如意

复旦大学公共卫生学院卫生经济学教授，博士生导师；现任国家新型冠状病毒肺炎专家组成员，国家消灭脊髓灰质炎认证小组成员；中国卫生经济学会顾问、卫生技术评估专业委员会顾问；中国中药协会药物经济学专业委员会顾问。

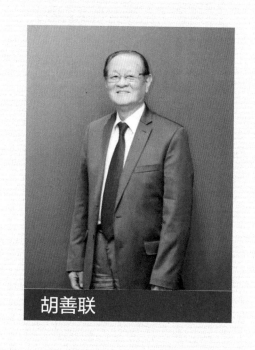

胡善联

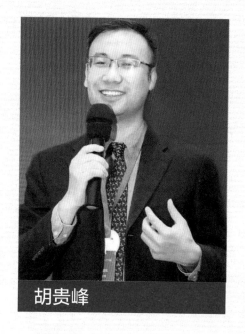

胡贵峰

赛德盛副总裁、临床运营中心负责人，拥有近 20 年的临床研究经验，参与过百余个创新及改良型化学药、生物制品与医疗器械的临床研究，曾任职国内知名药企及 CRO 公司，现为赛德盛董事及联合创始人。

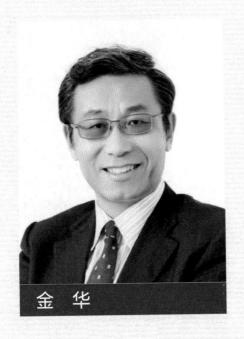

金 华

美国加州大学圣地亚哥分校（UCSD）医学院精神科医师，教授；上海交通大学上海精神卫生中心特聘访问教授。在精神疾病药物临床试验设计、评估标准和结果分析等领域造诣颇深。现任美国Schizophrenia Bulletin 杂志编委、上海精神医学和中华精神科杂志海外编委。

北京大学人民医院二级教授、主任医师，中国医促会高血压分会主任委员，北京医师协会高血压专业委员会主任委员，中国健康管理协会高血压专业委员会主任委员，第十届国家药典委员会委员，药物一致性评价专家，欧洲心脏病杂志中文版高血压专刊主编。

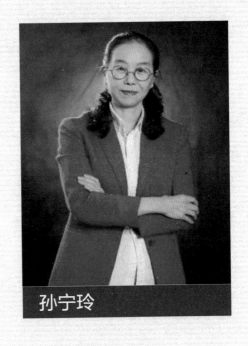

孙宁玲

北京大学医学部卫生政策与技术评估中心研究员，北京卫生经济学会技术评估专委会副主任委员，卫生经济学博士／博士后，致力于卫生经济学、卫生技术评估、卫生政策分析等方面的研究工作，在国内外学术杂志发表论文近百篇。

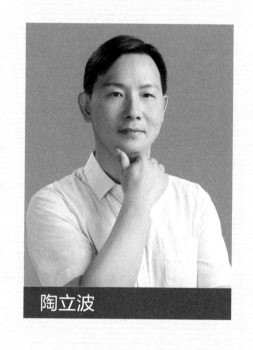

陶立波

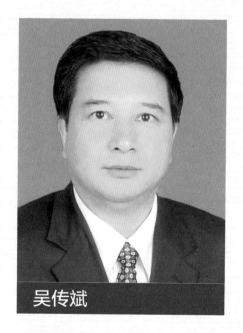

吴传斌

暨南大学药学院教授、高端药物制剂研究院院长，广州新济药业创始人，美国药学家学会会士（AAPS Fellow），国家重大人才计划特聘专家，第九、十、十一、十二届国家药典委员会委员，曾任职美国强生、诺华、阿特维斯等公司，主要从事药物创新制剂的研究开发。

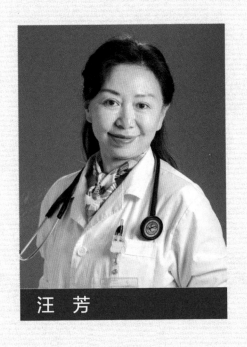

汪 芳

　　博士，博士研究生导师，主任医师，北京医院心血管内科科主任。从医 35 年，擅长心血管疾病的诊断及精准用药、超声心动图在临床中的应用。现主持国家科技部重点课题，在研课题经费超 1000 万元，完成多项国家级、省部级课题，在国内外学术杂志发表论文百余篇。

　　正高级工程师，现担任上海医药集团股份有限公司研发管理中心资深专家。主要从事医药研发信息情报、立项评估及管理工作。承担多项政府基金项目，获得 2020 年度上海市科技进步一等奖，发表科技论文十余篇。

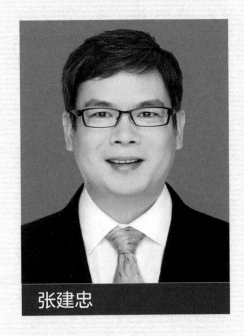

张建忠

·编 委 会·

科技是国家强盛之基，创新是民族进步之魂。高质量发展是全面建成社会主义现代化国家的首要任务，是中国经济发展的必由之路。置身百年未有之大变局，科技创新是提高社会生产力和综合国力的战略支撑，谁牵住了这个"牛鼻子"，谁走好了这步先手棋，谁就能占领先机、赢得优势。医药产业作为全球经济发展的重要引擎，也是世界各国高科技竞争的制高点。但不积跬步，无以至千里；不积小流，无以成江海。我国正处于创新转型的关键期，在药审改革、医保支付、临床应用等产业政策的引导下，面向患者对更加有效、安全药品的需求，改良型新药已成为创新体系的重要组成部分，也必将迎来更大的发展。

改良型新药，必须有其优点特色，仅"me-too"还不够，应该"me-better"甚至"me-best"。因此，改良型新药必须在结构工艺和制剂技术等方面具有一定程度的创新性、优势性，否则难以成为国际化药物。当前，国内关于改良型新药的专著较少，本书通过梳理行业发展、探析政策沿革、访谈主流企业和临床医生等，讨论了我国改良型新药的现状和未来，并研究了国外发达国家改良型新药领域的前世与今生。本书汇聚了领域内制剂专家和临床专家的集体智慧，可以为企业、高校、研究机构决策人、专业技术人员提供借鉴，其中观点对目前的创新迷思大有裨益。

创新决胜未来。英国科普作家、科学家马特·里德利（Matt Ridley）在《创新的起源：一部科学技术进步史》一书中用大量的例子阐明，当前"西方经济体产生创新的能力已经变弱",而"中国的创新发动机已经点火","未来几十年里,中国创新规模和创新速度可能超过其他任何地方"。近年来,我国对全球医药创新的贡献率稳步提升,新药研发实力已迈入全球第二梯队。而进入新时代,百年变局加速演进,医药发展大潮奔涌向前。我国医药创新如何顺应时代发展步伐?迭代创新的改良型新药蕴含着巨大机遇,有待医药同仁共同努力。

中国工程院院士　王广基

目　录

审评篇
起势追风　以医药政策为导向

医保篇
聚势升级　以学术研发为支撑

应用篇
驭势未来 以临床应用为核心

企业篇

顺势而为　以生产企业为主体

第一章　制剂改良，赢在迭代创新

专访越洋医药创始人闻晓光

"创新是立足之本！创新是发展之道！创新是成功之源！"这是越洋医药创始人闻晓光对企业发展核心竞争力的价值理解。

从 2012 年在泰州医药城租借的两个办公桌起步，到广州、泰州、美国圣地亚哥三地研发平台建成，十年的时光，越洋医药从国内尚未将改良型新药视作创新药之时，凭借着一腔热血和极具前瞻性的新药开发理念一路走来，逐渐成长为改良型新药细分赛道上的开拓者和引领者。

开发改良型新药，应用自主创新和通用缓控释特色平台技术进行缓控释制剂新药研发，犹如站在巨人的肩膀上，为进一步提高药物安全性、有效性、依从性找出路，在创新价值和创新效率方面能够取得更好的平衡，如今已经被视为重要的新药产品研发策略。

越洋医药正是沿着这一新药研发策略稳扎稳打，走出了一条契合中国医药企业国际化创新的道路。正如公司的名字，将创新药物"越洋走向全球"实现海内外同步上市，将开发目标聚焦在美国 FDA 的新药上市申请（NDA）505（b）（2）申报路径的新药申报，都源于闻晓光对改良型新药的创新性理解。

一、关键技术必将大有作为

2012 年，正值北京大学医学部百年院庆，作为校友，刚刚创业不久的闻晓光，发表了题为"应用缓控释平台技术开发迭代创新药物"的演讲，这得到了校友的支持和鼓励。

基于现有药物有效成分开发二代、三代新药产品，也就是美国 FDA 的 NDA 505（b）（2）新药，数量已超过 NDA 505（b）（1）新药，成为全球新药研发的主力。我国当时政策法规方面还没有把这一类药物明确定义为新药，也缺乏 NDA 505（b）（2）国际申报的经验和案例。这对于拥有丰富改良型新药研发经验的闻晓光意味着机遇。

回国之前，闻晓光曾在葛兰素史克（GSK）和辉瑞等顶尖跨国制药公司从事缓控释制剂新药开发多年，在原创制剂新药研发和产业化方面积累了丰富的经验。回国后曾担任药明康德制剂部执行总监，也曾担任扬子江药业承载的国家科技部制剂新技术国家重点实验室主任。

"在 GSK 的时候，我工作的部门负责产品延寿，开发专利即将或已经过期药物的二代产品，主要的手段就是做成缓控释新药，以剂型创新延长产品寿命。当时，我们部门负责开发的一款二代产品，被一家特色平台技术公司抢占了先机，GSK 直接购买了这家公司的产品。这让我意识到，哪怕是一家小公司，只要拥有自己的核心技术和平台，就能够在制剂创新方面大有作为！"他总结道。

中国企业的改良型新药研发道路怎么走？对于这个问题，闻晓光有自己的思考。他认为，美国特色平台技术公司 ALZA，凭借一个平台技术（Osmotic Pump®）成功开发了多个美国 FDA 批准的 NDA，最后以 105 亿美元被强生收购；欧洲公司 Skyepharma，凭借一个平台技术（Geomatrix®）也成功开发了多个美国 FDA 批准的 NDA，这些公司都是中国制剂创新企业的榜样。

越洋医药秉持"工匠"精神，持续在缓控释技术领域深耕细作，构建起以 U-trol® 技术为代表的多个特色平台技术，并应用这些平台技术开发了 30 多个处于不同研发阶段的新药，其中 OPL-015 正在美国等地区 16 家医院进行 506 个入组患者的国际多中心 III 期临床研究，另外，越洋医药首个在美国获批上市的左乙拉西坦缓释片已完成首批发货。

二、应用场景切换优化体验

在创业初期，闻晓光用家庭积蓄作为启动资金，"破釜沉舟"从零开始的压力可想而知；从科学家到企业家的角色转变，也给他带来全新挑战。

在泰州医药城的一间不足 10 平方米办公室里，闻晓光带着 2 名员工设计出了第一个产品。没有仪器设备，闻晓光就带着员工到辅料公司借用压片机，到药机公司借用流化床、包衣机……一步一步克服不利的条件，逐渐丰富产品线。产品必须有临床优势和市场价值，越洋医药始终坚持思考：临床真实需求和场景是什么？通过什么样的技术手段能够解决这些问题？

"药物的新旧不仅仅是药物有效成分的新旧，而是如何利用药物有效成分的产品理念和应用场景的新旧。基于未被满足的临床需求，同一个有效成分可以作成缓控释制剂、透皮制剂、注射剂以及肛肠栓剂等，每一个剂型都是一种新药，或提高有效性、或提高安全性、或提高依从性，它就具备了一款新药产品的独特价值。很多情况下，2 类新药解决了 1 类新药无法解决的问题。比如，应用缓控释给药技术可以减少峰谷效应带来的用药风险；又比如，对幼儿来说，肛肠栓剂的使用就比口服制剂方便很多。"

三、药物改良遵循两种方式

2016 年初，国务院常务会议召开，部署推动新时期医药产业创新升级战略，会议确定瞄准群众急需，加强原研药、首仿药、中药、新型制剂、高端医疗器械等研发创新和产业化。"新型制剂"研发创新，得到了国家顶层政策的制度支持。更进一步，为鼓励新药创制，严格审评审批，提高药品质量，促进产业升级，原国家食品药品监督管理总局于

2016 年 3 月发布了《化学药品注册分类改革工作方案》，对化学药品注册分类进行改革，重新定义"新药"，并将新药分为 1 类新药（以新的药物有效成分为基础的新药）和 2 类新药（改良型新药）。

相比于动辄就要投入 10 亿美元、20 亿美元，甚至更多，历经 10 年、20 年，甚至更久研发的 1 类新药而言，由于 2 类新药是在一代产品同一有效成分基础上开发出的迭代创新产品，有效成分的安全性、有效性已经过验证，因此具有投入相对少、开发周期相对短、成功率相对高的优势。

随着 1 类新药开发越来越困难、仿制药竞争激烈，2 类新药逐渐被认为符合我国医药企业转型升级的方向，吸引了更多企业切入。

截至目前，获批 2 类新药临床试验许可（IND）数量领先的企业是恒瑞医药（68 个），正大天晴（30 个）、越洋医药（19 个）紧随其后；在缓控释新药细分领域，越洋医药口服缓控释新药获批临床试验许可数量 19 个，排名第二的是恒瑞医药（4 个）。

闻晓光介绍，对于小分子化学药而言，在已有 first-in-class 的药物基础上，有两种途径可以产生新药：一是在有效成分化学结构的母核上进行结构改良，形成新的化合物，例如尼莫地平、非洛地平、氨氯地平就是在降压药有效成分硝苯地平（first-in-class）化学结构母核上进行结构改良，形成新的降压药有效成分。二是在保持原研药物有效成分结构不变的前提下，改变有效成分的释放行为、给药路径等，对原研药物有效成分的制剂改良而产生的新药，例如针对硝苯地平这一有效成分应用缓控释技术开发了硝苯地平缓控释新药，可以让体内血药浓度更加平稳，血压得到更有效的控制，受到医生和患者的欢迎，成为降压药的主力军，年销售额高达 50 多亿人民币。

四、新型制剂迎来强劲风口

毋庸置疑，对国内绝大多数企业来说，改良型新药是一条本土企业能够负担得起的创新之路。本质上讲，无论是 1 类新药还是 2 类新药，只要能够解决临床用药痛点，都会受到医生和患者的欢迎。

为了满足未被满足的临床需求，鼓励改良型新药创新研发，2020 年 12 月 31 日，国家药监局药品审评中心（CDE）发布《化学药品改良型新药临床试验技术指导原则》的通告，进一步强调改良型新药的"临床优势"；2022 年 3 月 14 日，CDE 发布《〈化学药品改良型新药临床试验技术指导原则〉问与答（征求意见稿）》，围绕提高有效性、安全性和依从性三个方面，旨在帮助企业对上述指导原则中具体技术标准和审评原则加深理解。监管政策体系持续完善，势必大幅推动改良型新药的研发进程，"新型制剂"研发正在迎来风口。

五、研发管线调整立项务实

拥有了高水平的技术平台，只是迈出了改良型新药研发"万里长征"的第一步，围绕药物立项的选择不仅考验经验与智慧，更需要对临床治疗场景和需求的深度认知。药物创新的成功"彼岸"都源自未被满足的临床需求，而每一个临床需求挖掘的过程，唯有依靠脚踏实地融入临床、走近医生、触达患者。

越洋医药在研的改良型新药项目都是通过走访临床医生，与医学专家务实地"聊一聊"，充分了解患者的真实临床需求之后立项。为了挖掘心血管治疗领域的真实临床需求，闻晓光专程到北京大学人民医院挂号，以"普通患者"的身份敲开了心血管内科主任医师孙宁玲教授诊室，通过真诚的交流，让临床专家打开了话匣子，从临床视角分析真实治疗场景中存在的未被满足的临床需求，从而产生了晚上服药凌晨释放以控制辰时高血压的缓控释新药"维压"的立项。

与"维压"情况相似的还有"维眠"，这是越洋医药在研的同时解决入睡困难和早醒问题的改良型新药，临床约 1/4 的失眠症患者有早醒问题。"维眠"设计了两次释放，第一次帮助入睡，第二次防止早醒。

这款药物的真实临床需求的获取，来自于闻晓光走访四川大学华西医院精神卫生中心的专家，最终立项成功。

闻晓光指出，大部分药物的临床应用已经被研究得非常充分，因此选择合适的改良型新药项目立项以及临床研究至关重要，这个过程涉及技术可行性、临床意义、商业价值、市场独占权、专利覆盖、仿制药竞争、开发成本与投资回报等方面。"在监管政策法规方面，美国 FDA 和中国 CDE 的要求不尽相同，实现改良型新药的创新技术路径也是多种多样的，核心价值都是必须以临床需求为出发点。"

✎ 访谈手记

"是金子，请你发光！"和"冠军心态"

这是闻晓光经常挂在嘴边的两句话，"是金子，请你发光！"这句话来自"是金子总会发光"，但闻晓光认为，"是金子总会发光"给人一种怀才不遇的感觉，他喜欢的是"给点阳光就灿烂，不给阳光也灿烂"自驱力很强的人。

体校出身的闻晓光擅长乒乓球，是大学乒乓球冠军，在国外获得过大学冠军、公司冠军、市冠军、州冠军，因此拥有"冠军心态"。优秀的企业家，何尝不需要"冠军心态"？

闻晓光在克莱斯勒杯获得第四届黑马大赛冠军，越洋医药是 2020 年"创客中国"全国总决赛 12 强中仅有的一家医药企业，目前国内有 36 个品种获得缓控释新药临床试验许可，越洋医药占了 19 个。这些成绩都源自公司自上而下的"冠军心态"。

然而，闻晓光谦虚地认为，越洋医药只是赢在了起跑线上，希望能够通过募集更多资金以及与更多企业合作将更多的新药产品成功推上国内外市场，一起赢在终点线上，为人类健康提供解决方案，为股东提供投资回报，为人才提供实现开发新药梦想的平台，为员工家庭提供赡养老人、抚养子女的资金保障。

"只为成功找出路，不为失败找借口。"闻晓光和他的同事们本着这种工作理念，克服一个又一个困难，取得一个又一个成绩，为成为国际领先的依托平台技术开发新药的公司踔厉奋发，笃行不怠。

（本文采访于 2022 年 11 月）

第二章 注册申报，中外同场竞跑

宗云岗

在医药市场发展历程中，药品创新赋予医药企业持之以恒的发展动力。药品创新需要技术、人才、资金、政策以及时间的积累，多数跨国制药企业都经历了从简单仿制、高端品牌、改良型到自主创新等几个发展阶段，伴随着药品产业标准统一（一致性评价）、标准升级、技术升级、产业转型、产业升级和竞争加剧，药品创新难度越来越大，研发投入资金占比急剧攀升，中小型医药企业的压力与日俱增，全球药物研发思路从"群体治疗"向"精准治疗"转变，包括有效降低研发风险、向个体化用药转型、新兴平台技术应用以及研发核心有效成分等手段。

改良型新药是在原有药物基础上进行改进，具备更好的临床应用和效果，且大部分产品不需要进行完整的临床试验，在市场中具有较大竞争优势，其优越的投入产出比越来越受到广大医药企业的重视。本文通过综合评估全球和我国改良型新药政策与市场竞争发展情况，给予我国医药创新发展有益的参考与借鉴。

一、改良新药刷新全球主题

1. 成本效益分析选择更优

改良型新药的研发时间是新化学实体的1/3，研发成本不到新化学实体的1%，研发成功率较新化学实体提高至23%左右。尤其在临床要求上，改良型新药乃基于市场上现有的参考药物而开发，允许制药生产

9

商在一定条件下依赖现有药物参考数据，在参照药基础上对结构、配方及工艺、给药途径及适应症进行改良，有效性、临床优势、安全性和患者依从性通常更佳，具备较大优势。因此，与创新药相比，改良型新药的研发过程更短、更经济低廉，且成功率更高（表2-1）。

表2-1　改良型新药、新化学实体和创新生物药的研发投入产出

	新化学实体和创新生物药	改良型新药
研发时间	10~15 年	3~5 年
研发成本	15 亿~25 亿美元	300 万~5000 万美元
平均成功率	6%	23%
临床要求	需要Ⅰ～Ⅲ期临床	无需Ⅰ～Ⅲ期临床, 一定要求下无须开展若干临床研究

（数据来源：公开资料）

2. 审批数量保持较高水平

以美国为例，1984 年美国国会通过《药品价格竞争和专利期修正案》，修订后的《联邦食品、药品和化妆品法案》（FD&CA）505 部分为新药申请提供了 3 条路径：

一是 505（b）（1），新分子实体药（创新药）申请包含完整的安全性和有效性研究报告。

二是 505（b）（2），申请包含完整的安全性和有效性研究报告，但至少有部分信息引用于非申请者开展，并且申请人未获得参考或使用权，允许引用文献或 FDA 对已批准药品的安全性和 / 或有效性数据，即改良型新药，包括新适应症、新配方、新剂型、新给药途径、新给药方案等。

三是 505（j），申请包含信息证明拟申报药物与参比制剂有完全相同的活性成分、剂型、规格、给药途径、标签信息、质量、特性和适应症等，即仿制药。

近 10 年来，美国 FDA 批准的新药，约 40% 为 505（b）（1），超过

60% 为 505（b）（2），在开发新靶点越来越难、仿制药竞争越来越大的情况下，于较难承担创新转型压力的仿制药企业而言，改良型新药作为一个具有优势的选择，渐成研发主力（表 2-2）。

表 2-2 美国改良型新药批准数量和占比情况

年份	505（b）（1）数量（个）	505（b）（2）数量（个）	505（b）（2）占全部比
2010 年	13	73	85%
2011 年	24	69	74%
2012 年	33	56	63%
2013 年	25	70	74%
2014 年	30	74	71%
2015 年	32	71	69%
2016 年	14	84	86%
2017 年	35	92	72%
2018 年	43	88	67%
2019 年	39	69	64%
2020 年	43	68	61%

（数据来源：公开资料 整理：国家药监局南方医药经济研究所）

3. 临床需求呼唤优势明显

改良型新药是对已上市药品的升级改良，强调和注重临床"优效性"，一是有助于提高药物临床效果；二是减少用药次数，增强患者顺应性；三是降低副作用，改善安全性。

2010-2020 年，美国 FDA 批准的心血管领域产品有 55 个 NDA。其中，505（b）（1）产品 13 个，505（b）（2）产品 42 个，包括复方制剂 10 个（新复方 9 个 + 新分子实体复方 1 个）、新活性成分 4 个、新剂型 13 个（新剂型 12 个 + 新活性成分新剂型 1 个）、新制剂 11 个，其他 2 个。心血管领域的改良型品种以复方制剂、新剂型、新制剂为主。

经查询美国 CDC 审评综述，在心血管领域获批的 24 个新剂型 / 新制剂，有 4 个品种为注射剂，20 个品种为口服制剂。其中，11 个品种可改善依从度（用于吞咽困难的患者），4 个品种为新适应症新适应人群（儿童），3 个品种改善临床使用便利性，1 个品种提高有效性，5 个品种不明确，可见改良型新药的主要改良优势为改善依从性和增加儿童制剂。

4. 市场比重尚小潜力巨大

随着世界经济发展、人口总量增长、人口老龄化程度提高以及人群保健意识增强，全球医疗保障体制不断完善，医药市场规模从 2016 年的 11531亿美元增至 2021 年预计的 13935 亿美元。全球新药市场销售额 2021 年达到9616 亿美元，同比增长 8.0%，高于全球医药销售额增长率。其中，改良型新药约占全球医药销售额的 4% 左右，约 550 亿美元，销售比重偏小，随着改良型新药的性价比越发受到青睐，市场发展潜力将会越来越大（表 2-3）。

表 2-3　全球医药市场和新药市场销售额（亿美元）

年份	全球医药市场	增长率	全球新药市场	增长率
2016 年	11531		7976	
2017 年	12085	4.8%	8224	3.1%
2018 年	12667	4.8%	8487	3.2%
2019 年	13244	4.6%	8877	4.6%
2020 年	12987	−1.9%	8904	0.3%
2021 年	13935	7.3%	9616	8.0%

（数据来源：弗若斯特沙利文　整理：国家药监局南方医药经济研究所）

二、上市推广泊入高速干线

1. 科学分类明确市场地位

《药品注册管理办法》是我国药品注册管理的重要部门规章，在规范药品注册行为、引导药物研发、促进医药产业发展等方面发挥了重要作用，2007 年版《药品注册管理办法》实施时间跨度约 10 年。

2015 年，国务院发布《关于改革药品医疗器械审评审批制度的意见》（国发〔2015〕44 号），深入推进药品注册分类改革工作；2017 年中共中央办公厅、国务院办公厅印发了《关于深化审评审批制度改革鼓励药品医疗器械创新的意见》，进一步强化药品注册分类相关制度。从 2013 年提出《药品注册管理办法》修正案小改，到 2016 年起草《药品注册管理办法（修订稿）》调整为大改，期间经历多次征求意见，直至新修订《药品管理法》于 2019 年 12 月 1 日实施，新修订《药品注册管理办法》于 2020 年 7 月 1 日实施，我国药品注册相关政策以法律法规的形式进一步固化和完善，药品注册管理形成相对完善、以鼓励药品创新为主要特点的药品注册法规体系。

与 2007 版药品注册分类相比，2020 版化学药、中药和生物制品注册分类出现新变化，主要表现为以下特点：

一是进一步明确改良型新药的市场地位。2016 年起草的《药品注册管理办法（修订稿）》征求意见稿，重新定义了新药和仿制药的概念。其中，化学药品注册分类按照物质基础的新颖性和原创性，分为创新药、改良型新药、仿制药、境外已上市、境内未上市化学药品 5 大类。改良型新药划为新药，均为境内外未上市的药品，且具有临床价值。

中药注册分类分为创新药、改良型新药、古代经典名方复方制剂、同名同方四大类。改良型新药突出临床优势。

生物制品注册分为预防用生物制品、治疗用生物制品、按生物制品管理的体外诊断试剂三大类。按照产品成熟度的不同，预防用生物制品分为 1 类创新型疫苗、2 类改良型疫苗、3 类境内或境外已上市的疫苗；治疗用生物制品分为 1 类创新型生物制品、2 类改良型生物制品、3 类境内或境外已上市的生物制品。

无论是化学药品、中药还是生物制剂，都对改良型新药作出了理念相近的定义归类，给予新药地位。

二是改良型新药更突出临床优势。新版药品注册分类有一个比较显著的特征，即改良型新药更加注重临床应用价值。化学药 2.1 类、2.2 类、2.3 类和生物制品 2.1 类特别强调"具有明显临床优势"。因此，改剂型、改给药途径、新复方制剂、新适应症、新工艺成为改良型新药的主要研发方向。

三是改良型新药定义重新刺激医药企业转型。相比全新创新药的高研发难度，改良型新药具备高成功率、高回报、低风险、高优效性、生命周期长等优势，成为全球新药研发的主流。我国受带量采购和鼓励药品创新等政策影响，改良型新药可望持续获市场看好，有利于高销售费用的制药公司向研发创新企业转型。

2020 版《药品注册管理办法》改良型新药对应 2007 版分类见表 2-4。

表 2-4　2020 版《药品注册管理办法》改良型新药对应 2007 版分类

类别	解释	注册分类	2020 版	2007 版
化学药改良型新药	境内外均未上市的改良型新药 指在已知活性成分的基础上，对其结构、剂型、处方工艺、给药途径、适应症等进行优化，具有明显临床优势的药品	2.1 类	含有用拆分或者合成等方法制得的已知活性成分的光学异构体，或者对已知活性成分成酯，或者对已知活性成分成盐（包括含有氢键或配位键的盐），或者改变已知盐类活性成分的酸根、碱基或金属元素，或者形成其他非共价键衍生物（如络合物、螯合物或包合物），且具有明显临床优势的药品	1.3 类：用拆分或者合成等方法制得的已知药物中的光学异构体及其制剂 4 类：改变已上市销售盐类药物的酸根、碱基（或者金属元素），但不改变药理作用的原料药及其制剂
		2.2 类	含有已知活性成分的新剂型（包括新的给药系统）、新处方工艺、新给药途径，且具有明显临床优势的药品	2 类：改变给药途径且尚未在国内外上市销售的制剂 5 类：改变国内已上市销售药品的剂型，但不改变给药途径的制剂
		2.3 类	含有已知活性成分的新复方制剂，且具有明显临床优势	1.4 类：由已上市销售的多组分药物制备为较少组分的药物 1.5 类：新的复方制剂
		2.4 类	含有已知活性成分的新适应症的药品	1.6 类：已在国内上市销售的制剂增加国内外均未批准的新适应症

类别	解释	注册分类	2020 版	2007 版
中药改良型新药	指改变已上市中药的给药途径、剂型，且具有临床应用优势和特点，或增加功能主治等的制剂	2.1 类	改变已上市中药给药途径的制剂，即不同给药途径或不同吸收部位之间相互改变的制剂	7 类：改变国内已上市销售中药、天然药物给药途径的制剂 8 类：改变国内已上市销售中药、天然药物剂型的制剂
		2.2 类	改变已上市中药剂型的制剂，即在给药途径不变的情况下改变剂型的制剂	
		2.3 类	中药增加功能主治	
		2.4 类	已上市中药生产工艺或辅料等改变引起药用物质基础或药物吸收、利用明显改变的	
治疗用生物制品改良型新药	对境内或境外已上市产品进行改良，使新产品的安全性、有效性、质量可控性有改进，具有明显优势的治疗用生物制品；新增适应症的治疗用生物制品	2.1 类	在已上市制品基础上，对其剂型、给药途径等进行优化，且具有明显临床优势的生物制品	6 类：由已上市销售生物制品组成新的复方制品 9 类：与已上市销售制品结构不完全相同且国内外均未上市销售的制品（包括氨基酸位点突变、缺失，因表达系统不同而产生、消除或者改变翻译后修饰，对产物进行化学修饰等）
		2.2 类	增加境内外均未获批的新适应症和 / 或改变用药人群	
		2.3 类	已有同类制品上市的生物制品组成新的复方制品	10 类：与已上市销售制品制备方法不同的制品（例如采用不同表达体系、宿主细胞等）
		2.4 类	在已上市制品基础上，具有重大技术改进的生物制品，如重组技术替代生物组织提取技术；较已上市制品改变氨基酸位点或表达系统、宿主细胞后具有明显临床优势等	12 类：国内外尚未上市销售的由非注射途径改为注射途径给药，或者由局部用药改为全身给药的制品 13 类：改变已上市销售制品的剂型但不改变给药途径的生物制品 14 类：改变给药途径的生物制品（不包括上述12 项）

注：2016 年征求意见稿和 2020 年正式稿基本一致，与 2007 版相比有较大变化，相关条款不能完全对应

2. 非凡十年注册申报活跃

自 2007 年版《药品注册管理办法》实施，历经 2016 年《药品注册管理办法（修订稿）》，直至 2020 年新版《药品注册管理办法》出台实施，我国药品注册管理的新药注册发生较大变化。近 10 年来，我国改良型新药注册呈现以下特征：

一是注册受理号数量显著增加。2016 年以前，无论是化学药品还是中成药、生物制品，按原办法定义的 2 类新药每年申报注册受理号数量并不多。2016 年以后，随着改良型新药的注册定义发生变化，药品申报注册受理号数量呈现较快速度增长。

2020 年新版《药品注册管理办法》出台实施前后，改良型新药的注册受理号数量出现较大幅度增长，2019 年改良型新药的注册受理号数量同比增长 51%，2020 年同比增长 129%，2021 年同比增长 39%。

其中，2019 年化学药改良型新药注册受理号数量同比增长 82%，2020 年同比增长 80%，2021 年同比增长 30%，2.4 类（新适应症）和 2.2 类（新给药途径、新剂型、新工艺）占比居多；2020 年生物制品改良型新药注册受理号数量同比增长 557%，2021 年同比增长 57%，以 2.2 类（新适应症）为主；中成药改良型新药注册受理号数量虽少，但 2021 年较 2020 年有较大增长，以 2.3 类（新功能主治）为多（表 2-5）。不难看出，随着注册政策利好，医药企业十分重视改良型新药的研发注册工作。

表 2-5　2012-2021 年改良型新药注册受理号数量（件）变化

药品类型	注册分类	2012 年	2013 年	2014 年	2015 年	2016 年	2017 年	2018 年	2019 年	2020 年	2021 年
化学药		9	6	14	22	30	100	103	187	336	437
增长率		-31%	-33%	133%	57%	36%	233%	3%	82%	80%	30%
其中	2.4 类					12	48	52	123	200	235
	2.2 类					5	35	27	41	79	150
	2.3 类					5	3	8	7	27	22

药品类型	注册分类	2012年	2013年	2014年	2015年	2016年	2017年	2018年	2019年	2020年	2021年
	原2类									11	10
	2.1类					2	10	8	7	7	10
	2.2类；2.4类						2	8	8	8	6
	2.1类；2.2类									1	4
	2.1类；2.4类						2				
	2.1类；2.2类；2.4类								1		
	2.2类；2.3类									1	
	2.2类；2.4类									2	
	2类	9	6	14	22	6					
生物制品		7	17	28	40	24	30	35	21	138	217
增长率		40%	143%	65%	43%	−40%	25%	17%	−40%	557%	57%
其中	2.2类									97	186
	原2类									12	14
	2.1类									4	9
	2.3类									1	
	2.4类									4	7
	2.5类										1
	2类	7	17	28	40	24	30	35	21	20	
中成药			2							2	9
	2.3类									1	6
	2.2类									1	2
	原2类										1
	2类		2								
总计		16	25	42	62	54	130	138	208	476	663
增长率		−11%	56%	68%	48%	−13%	141%	6%	51%	129%	39%

注：注册分类按申报时分类定义，统计注册受理号数量／件

二是以申请临床注册为主。从近3年申请类型看，无论是化学药品、治疗性生物制品，还是中成药2类改良型新药，申请临床的注册受

理号数量都占 6~7 成比重。其中，2021 年化学药品申请临床的注册受理号数量比重达 73.9%，较 2020 年有所上升；治疗用生物制品申请临床的注册受理号数量比重达到 60% 以上，表明在新政实施利好下，医药企业对 2 类改良型新药的研究开发热情持续高涨（表 2-6）。

表 2-6　2019-2021 年 2 类改良型新药申请类型占比变化

申请类型	化学药			治疗用生物制品			中成药	
	2019 年	2020 年	2021 年	2019 年	2020 年	2021 年	2020 年	2021 年
申请临床	75.4%	66.4%	73.9%	61.9%	67.9%	62.1%	100.0%	88.9%
补充申请	5.3%	15.2%	16.2%	0.0%	16.0%	22.4%	0.0%	11.1%
申请上市	19.3%	15.5%	9.2%	38.1%	16.0%	15.4%	0.0%	0.0%
补充申请（一致性评价申请）	0.0%	3.0%	0.7%	0.0%	0.0%	0.0%	0.0%	0.0%
总计	100.0%	100.0%	100.0%	100.0%	100.0%	100.0%	100.0%	100.0%

注：注册分类按申报时分类定义，计划注册受理号数量 / 件

三是治疗领域集中在抗肿瘤和免疫调节。从近 3 年注册申报的品种来看，2019 年涉及品种 111 个，2020 年迅速上升到 209 个，同比增长 88.3%；2021 年上升到 292 个，同比增长 39.7%。按 2021 年计，排名领先的治疗领域分别为【化】抗肿瘤和免疫调节剂（106 个）、【化】神经系统药物（38 个）、【化】未分类（32 个）、【化】消化系统及代谢药（21 个）、【化】心血管系统药物（13 个）、【化】全身用抗感染药物（13 个）、【化】血液和造血系统药物（11 个）、【化】感觉系统药物（11 个），涉及治疗疾病领域与我国疾病谱的类型与变化相适应，符合当前 2 类改良型新药的主要研发方向（表 2-7）。

表 2-7　2019-2021 年 2 类改良型新药涉及疾病类别数量变化

治疗领域	2019 年注册申报品种（个）	2020 年注册申报品种（个）	2021 年注册申报品种（个）
【化】抗肿瘤和免疫调节剂	54	80	106
【化】神经系统药物	13	24	38
【化】未分类	3	12	32

续表

治疗领域	2019 年注册申报品种（个）	2020 年注册申报品种（个）	2021 年注册申报品种（个）
【化】消化系统及代谢药	11	18	21
【化】心血管系统药物	2	11	13
【化】全身用抗感染药物	11	17	13
【化】血液和造血系统药物	3	10	11
【化】感觉系统药物		5	11
【化】呼吸系统用药	3	8	7
【化】生殖泌尿系统和性激素类药物	1	3	6
【化】皮肤病用药	3	3	6
【化】肌肉－骨骼系统		7	6
【化】杂类	1	4	4
【化】原料药及非直接作用于人体药物	5	3	4
【化】全身用激素类制剂（不含性激素和胰岛素）		2	3
【中】消化系统疾病用药			2
【中】呼吸系统疾病用药			2
【中】儿科用药		1	2
【化】抗寄生虫药、杀虫剂和驱虫剂			2
【中】心脑血管疾病用药			1
【中】五官科用药			1
【中】妇科用药		1	1
【中】骨骼肌肉系统疾病用药	1		
总计	111	209	292
增长率		88.3%	39.7%

注：注册分类按申报时分类定义，统计注册品种数量

　　四是剂型以注射剂为主。从近 3 年注册申报的品种来看，2021 年以常规剂型为主，注射剂、片剂、胶囊剂分别达到 109 个、80 个和 34 个。结合注册分类结构，我国 2 类改良型新药还是以新药和新增适应症的常规剂型为主。新剂型如吸入剂、凝胶剂、喷雾剂、贴剂、膜剂等所占品种数量较少，表明新剂型的开发力度和热度相对较低。

2022 年 5 月 9 日，国家药品监督管理局发布《中华人民共和国药品管理法实施条例（修订草案征求意见稿）》第 28 条表明：国家鼓励儿童用药品的研制和创新，支持药品上市许可持有人开发符合儿童生理特征的儿童用药品新品种、新剂型、新规格，对儿童用药品予以优先审评审批，引入市场独占期政策，为 2 类改良型新药研发侧重儿童用药新剂型提供了强有力的动力（表 2-8）。

表 2-8　2019-2021 年改良型新药不同剂型注册申报品种数

剂型	2019 年	2020 年	2021 年
注射剂	34	94	109
片剂	36	53	80
胶囊剂	19	17	34
其他剂型	8	15	21
吸入剂		8	6
凝胶剂		2	6
外用液体剂		1	4
喷雾剂	2	3	4
颗粒剂	2	6	4
贴剂	1		3
膜剂			3
口服液体剂	4	4	3
滴眼剂		4	3
丸剂			2
散剂	2		2
软膏剂	2	1	2
其他吸入剂			2
滴眼液			2
糖浆剂			1
干混悬剂			1
贴膏剂	1	1	
总计	111	209	292

注：注册分类按申报时分类定义，统计注册品种数量

3. 纳入医保销售大幅上扬

我国改良型新药行业仍处于起步阶段，近年来，在国家药品注册制度改革与优化政策引导下，市场发展势头强劲，具备较大的临床应用和市场发展潜力。根据 2016-2018 年已上市 2 类改良型新药的市场应用发展，我国改良型新药呈现以下市场特点。

一是国内国外双驱并举。注册审批申报集中分布在外资和国内头部企业两大群体，企业相对集中。外资企业如罗氏、诺华、拜耳、强生、武田等，国内企业主要是恒瑞医药、正大天晴药业、齐鲁制药、江苏豪森、百奥泰生物科技、上海复宏汉霖、信达生物等具备研发实力的创新型企业。两大阵营在改良型新药的研发上已经形成"双驱并举"的竞争局面，甚至在一些品种如单抗类产品包括新增适应症方面形成激烈竞争。

二是上市品种销售普遍增长快速。2016-2018 年申请改良型新药注册并批准的部分产品，在医院市场的销售金额快速增长（表 2-9）。有的产品经过几年的临床应用，销售规模达到数亿元，进入稳定销售增长期；部分增加适应症的产品在经历销售低增长期后，显示出现高增长态势；部分品种因仿制产品进入而增长乏力。总体来看，改良型新药的市场销售有周期短、增长快的特点，加上前述低成本、临床优势大，应能给企业带来可观收益。

三是医保身份保障销售增长。2016-2018 年申请改良型新药注册并批准的部分产品基本纳入医保报销范畴，产品销售快速增长。个别品种如糠酸氟替卡松维兰特罗粉吸入剂（Ⅱ）未能进入医保，销售差强人意。

表 2-9 2016—2018 年部分改良型新药市场销售增长情况

产品名称	生产企业	申请受理时间	批准文号	医保类型	治疗类别	2018年增长率	2019年增长率	2020年增长率	2021年增长率
恩格列净片	勃林格殷格翰	2016-11-21	国药准字J20171074	国家医保（乙）	[化] 糖尿病用药	-	1361%	901%	149%
注射用艾普拉唑钠	丽珠制药	2016-06-22	国药准字H20170019	国家医保（乙）	[化] 治疗与胃酸分泌相关疾病的药物	-	780%	862%	125%
尼达尼布软胶囊	勃林格殷格翰	2016-11-11	H20170354	国家医保（乙）	[化] 抗肿瘤药	-	567%	928%	2906%
塞瑞替尼胶囊	诺华	2016-08-17	H20180025	国家医保（乙）	[化] 抗肿瘤药	-	845%	37%	-37%
甲磺酸仑伐替尼胶囊	卫材	2017-11-03	H20180052	国家医保（乙）	[化] 抗肿瘤药	-	48%	16%	342%
磷酸芦可替尼片	诺华	2017-08-09	H20170132	国家医保（乙）	[化] 抗肿瘤药	516%	4695%	254%	107%
马昔腾坦片	泰格医药	2017-03-08	国药准字HJ20170376	国家医保（乙）	[化] 高血压用药	-	-72%	34675%	193%
达格列净片	阿斯利康	2017-02-06	国药准字J20170040	国家医保（乙）	[化] 糖尿病用药	1113%	202%	312%	156%
利妥昔单抗注射液	上海复发汉霖生物	2017-12-11	国药准字S20190021	国家医保（乙）	[化] 抗肿瘤药	-	-	1235%	132%
替格瑞洛片	阿斯利康	2017-04-17	H20171079	国家医保（乙）	[化] 抗血栓形成药	69%	45%	4%	-66%
伊布替尼胶囊	强生	2017-02-17	H20181066	国家医保（乙）	[化] 抗肿瘤药	29513%	11554%	80%	-7%

续表

产品名称	生产企业	申请受理时间	批准文号	医保类型	治疗类别	2018年增长率	2019年增长率	2020年增长率	2021年增长率
瑞戈非尼片	拜耳	2017-04-24	国药准字HJ20171300	国家医保（乙）	[化]抗肿瘤药	13378%	1151%	53%	39%
艾塞那肽注射液	阿斯利康	2017-04-21	H20140822	国家医保（乙）	[化]糖尿病用药	-20%	-27%	-34%	14%
甲磺酸奥希替尼片	阿斯利康	2018-07-09	国药准字J20180028	国家医保（乙）	[化]抗肿瘤药	397%	359%	64%	7%
盐酸阿来替尼胶囊	罗氏	2018-08-22	H20180047	国家医保（乙）	[化]抗肿瘤药	—	1462%	549%	53%
盐酸安罗替尼胶囊	正大天晴	2018-11-28	国药准字H20180003	国家医保（乙）	[化]抗肿瘤药	—	694%	54%	10%
西达本胺片	深圳微芯药业	2018-11-12	国药准字H20140129	国家医保（乙）	[化]抗肿瘤药	66%	29%	70%	48%
糠酸氟替卡松维兰特罗粉吸入剂（Ⅱ）	葛兰素史克	2018-09-20	H20180044	非	[化]阻塞性气管疾病用药	—	—	-22%	-100%
棕榈酸帕利哌酮注射液	西安杨森	2018-01-15	H20180023	国家医保（乙）	[化]精神安定药	10%	18%	39%	33%

数据来源：国家药监局南方医药经济研究所数据中心

三、创新氛围延展增厚实力

1. 向改良型与全球新跃迁

当前，我国正处于从仿制药向创新含量更高的改良型新药、创新药转型的过渡期。随着医药创新政策不断出台，改良型新药作为药物研发的一个重要组成部分，市场发展前景良好。综合来看，其市场发展潜力受以下三大因素驱动。

一是临床需求刺激开发应用。随着我国疾病谱演变，慢病患者群体越来越大且趋于年轻化，提高生活质量、适应临床质量需求迫切。改良型新药可以提高治疗效果、降低副作用、改善依从性，对慢病患者的长期用药特征具有较大的吸引力。对已上市产品进一步改良新工艺、新剂型、新给药途径等，可以更好地满足临床需求。

二是政策支持提高研发热情。随着新《药品管理法》《药品注册管理办法》实施，创新药包括改良型新药的研发氛围进一步聚合。在"鼓励创新和重视临床价值"的基本指导原则下，国家不断升温加码创新药包括改良型新药的政策支持和激励机制，质量优异、临床价值高的药品受政策优惠脱颖而出，低门槛、高重复、质量不过关的药品面临淘汰。我国医药行业将迎来优胜劣汰，朝向高质量和高技术方向发展。对已知活性成分通过结构、剂型、处方工艺、给药途径、适应症等优化，改良成临床更具优势的药品，成为广大中小医药企业升级转型的重要手段和必经之路。

三是新技术满足差异化竞争需求。虽然我国制剂创新水平与国外仍然存在较大差距，但新技术应用能够更好、更快地激发改良型新药的市场潜力。近几年，我国不断建立创新制剂技术平台，原料药改良、制剂改良、复方制剂改良、增加新适应症是改良型新药的主要方向。随着缓释、控释制剂技术、纳米粒与亚微粒制备技术、微囊与微球制备技术、脂质体与泡囊制备技术、透皮给药等新型技术迭代发展，新剂型如脂质体、纳米粒、微球、缓控释、口腔速溶膜剂以及儿童用制剂等高端复杂制剂成为研发热点，为医药企业提高市场竞争力、实现差异化竞争提供了更多、更好的选择。

2. 三医协同加大政策扶持

综合来看，我国改良型新药还需要在"三医联动"机制下发展，加大产业政策扶持，如药品审评审批机制引导、医保支付支持和临床使用优先等措施，才能进一步激发和调动医药企业的研发热情，形成良好的创新氛围，改良型新药市场将具备较大的发展潜力。

产业扶持

一是建议在国家创新机制方面出台相关鼓励和扶持政策，通过各地发展改革部门、工信部门、科技部门出台针对改良型新药的鼓励扶持措施，鼓励科技立项，激发研发热情，营造创新氛围。鼓励医药企业创新转型，根据自身特点合理选择创新路径，避免盲目创新，造成创新资源浪费，引导多数中小医药企业向研发改良型新药转型。

二是鼓励倾向改良型新药的产、学、研、转、用研究和创新模式，给予更强的知识产权保护，提高自主创新能力。

三是建立多种形式的产业投融资和信贷渠道，如产业扶持基金、投资公司、私募基金等，助力改良型新药研发进程提速。

药监审评审批

一是进一步优化改良型新药的相关审评审批制度，优先纳入审评审批程序，出台针对性的指南建议。2020 年 6 月发布的《化学药品改良型新药临床试验技术指导原则》为改良型新药政策落地、鼓励临床开发提供指导依据，有利于开展改良型新药的研发工作。

二是对临床需要和市场需要的品类，如儿童用改良型新药研发，进一步优化临床试验相关政策，加快药企对儿童用药的研发力度。

三是进一步优化中药改良型新药开发针对中成药上市后二次开发改进

工艺、增加适应症等方面的措施建议，鼓励药品上市许可持有人对已上市中药开展深入研究、优化生产工艺等，提高临床效果，进一步提高上市中药质量。

四是保护研发积极性，提高产品收益，增加改良型新药的市场独占保护期。对此，国家药监局 2022 年 5 月 9 日公开征求意见的《中华人民共和国药品管理法实施条例（修订草案征求意见稿）》第二十八条，针对儿童用药改良型研发给予了市场独占期的利好条款。

医保支付

一是将改良型新药及时纳入医保目录，保证患者在最短时间得到治疗，确保临床可及性。

二是进一步优化改良型新药的定价机制，给予医药企业一定期限的价格保护，促进企业在"研发—转化—收益—再研发"的轨道上良性循环，提高研发热情。

三是对一些临床急需且为新剂型、新给药途径的改良型新药在集中采购制度环节与其他普通剂型产品有所区分，或者鼓励单独招标，提高临床依从度。

临床使用

一是将改良型新药纳入临床用药指南，优先临床处方应用，提高处方率，惠及患者。

二是完善改良型新药临床试验的政策措施，鼓励医院参与临床试验工作。

第三章　人有我优，回归核心技术

专访赛德盛首席科学官刘朝溢、副总裁胡贵峰

2016 年，我国药品监管机构首次正式提出"创新药"概念，将"中国新"转变为"全球新"；2017 年 10 月 8 日，《关于深化审评审批制度改革鼓励药品医疗器械创新的意见》发布，明确鼓励创新；2018 年，国产创新药开始迎来集中获批上市，一年共 9 个国产创新药获批；2020 年，《药品注册管理办法》中创新药主要包括中药创新药、化学药创新药及生物制品创新药……

时至今日，从顶层视角看，我国创新药发展必须的政策、产业、人才、资本要素基本具备。但要在全球市场拼搏，并非如此简单。能够突破过去治疗定位的创新药品（best in class，first in class）往往需要来自医学科学基本面的创新，加上超过十年、十亿元的研发投入过程，才能在国际市场占有一席地位，这是产业成熟与市场化必经的过程。

同时，随着医学的进步，未被满足的医疗需求减少，需求门槛变高，创新药失败的风险也相对变高，加上开发执行成本（特别是临床试验）增加，药品成功的代价逐年垫高。全球的情况大同小异，新药上市后的销售价格不断迭高，各国政府的医药财政支出不胜负荷，间接抑制了创新药上市后的利润期待值。

一、资本转向　2 类新药涨粉

2022 年过半，医药行业在资本市场持续"遇冷"，有业内人士发出"寒冬将至"的担忧。在这背后，国内创新药同质化严重、支付体系

27

待完善，高投入、长周期却不一定有可观的回报。另一方面，2016 年注册分类改革后，仿制药带量采购，传统仿制药企业利润大幅降低，转型压力下"仿转新"策略势在必行。但是国际药品市场竞争复杂、疫情反复、经济下行，又给中国医药行业转型与发展带来诸多不确定因素。

在这样的情势下，研发成本与风险相对较低、具备一定临床价值的改良型新药逐渐获得市场与产业的重视。2019-2021 年，2 类新药的注册受理走势整体为上升趋势：注册受理号承办数量自 2019 年的 188 条上升到 2021 年的 418 条，年增长率近 49%。其中，IND 承办数量由 2019 年的 141 条上升到 2021 年的 304 条，年增长率近 47%。产业界正在重点布局 2 类新药研发创新。

市场红利期始于 2020 年新修订的《药品注册管理办法》，但当政策优化到一定程度时，技术优势便开始显现。当顶层政策成为助力，企业拼什么？毫无疑问是核心技术能力，只有硬核技术才能脱颖而出。

在国家鼓励创新，支持以临床价值为导向、对疾病具有明确或者特殊疗效的药物创新背景下，2 类化药改良型新药借鉴已有一定临床验证基础的上市药品改良而来，除了适当减免创新药上市申请需开展的长期临床前研究，在临床开发上，大部分产品并不需要完全按照创新药的开发路径，从早期探索性临床试验、验证性临床试验，做到确证性临床试验后才能上市，重点是通过适当设计的临床试验，证明化药改良新药具备临床优势与价值，这在相当程度上减少了临床试验时间和研发费用投入的风险。

二、工艺更迭　纳米技术置顶

对比创新药的高风险，2 类新药常被业界称为是站在巨人肩膀上的新药研发及上市途径。

国际上最为行业津津乐道的实例是白蛋白紫杉醇（Abraxane®）。抗肿瘤化疗药紫杉醇虽已上市 20 多年，至今仍为广泛使用，因其对多种肿瘤具有重要的临床价值，针对该药的临床研究与改良仍在继续。

紫杉醇不易溶解在水里，使用聚氧乙烯蓖麻油为溶剂，会导致过敏与其他附加的毒性，为此，科学家们尝试藉由不同的制剂技术，找到既不影响疗效又能减少毒性的替代方法。经过多年探索，研究人员以白蛋白作为纳米载体，来承载紫杉醇。这个纳米药物并非简单把白蛋白和紫杉醇混在一起，而是一个精细的制作工艺，需要借助一定的压力才能组装成药物。用白蛋白纳米技术制造出的白蛋白紫杉醇，不但解决了过敏问题，治疗效果也有所提高。

除了能够避免蓖麻油引起的过敏反应，白蛋白紫杉醇还大大减少了对中性粒细胞的毒性，治疗后，发生严重中性粒细胞减少事件只有紫杉醇的一半。同时，白蛋白紫杉醇注射时间大大缩短至半小时。众所周知，癌症的治疗费用构成，除了药物，还有住院的花费。白蛋白紫杉醇只需在门诊花费 30 分钟即可完成注射治疗。有分析指出，与必须住院治疗的紫杉醇相比，每个化疗周期白蛋白紫杉醇门诊治疗可以将住院时间缩短 8 天，节省医疗费用 6300 多元。

此外，白蛋白紫杉醇还进一步开发出紫杉醇新的适应症，白蛋白紫杉醇与吉西他滨联用治疗晚期胰腺癌的临床试验证实疗效有显著提高，现已成为晚期胰腺癌的一线标准治疗，进一步扩大了产品的市场价值。米内网数据显示，注射用紫杉醇（白蛋白结合型）在紫杉醇的市场占比，由 2016 年的 9.84% 提升至 2021 年上半年的 53.13%，2021 年销售额逾 39 亿元。

三、优势立项 专利壁垒护体

开发化药改良型新药，企业仅仅对药物剂型进行一些初步改良，比如片剂改胶囊、胶囊改片剂、针剂改口服等，或者简单针对药物传输系统改良，没有考虑改后的新药在临床上对病患的实质价值与优势，即使上市，其市场竞争优势与商业价值可能也很小。

当下，有的企业平台技术成熟，开发系列产品，放大产品的某个优势，甚至已经申报上市，却没有在临床上广泛应用。究其根本，一是生产企业的平台导向；二是研发人员没有从临床需求和患者获益角度做深度思考。无论是仿制药还是 2 类新药，首先要回答"临床是否需要"，将其作为立项最重要的议题。所谓"新"，从国家监管部门出台的系列指南来看，指向的是如何使患者获益以及是否具有临床价值。因此，立题之初就应该明确药物的临床优势。

只有通过高端的创新、高门槛的生产技术，使产品具有较高的技术壁垒和专利壁垒保护，经过验证能体现临床价值与优势，这样的改良新药才可以除了快速实现对改良前药品或标准治疗的替代，还可以防止同行竞争，得到一定的市场独占期，具有更大的市场空间。

国际上，许多改良新药本身就是原研公司进行产品生命周期管理（product-life-cycle management）的一个手段，针对公司已上市产品，在从药学到临床、市场多方面深入了解的基础上，采用新技术、新疗法等，对产品进行改良，持续获得良好的市场收益。

一些技术平台藉由剂型改良，赋予上市原研老药新的价值。比如 Pentamidine 最早被批准用于治疗睡眠疾病，后有研究发现，该药物可用于预防和治疗与 AIDS 相关的肺孢子虫性肺炎（PCP），于是研发公司将 Pentamidine 制成这一新适应症的喷雾剂，通过 505(b)(2) 进行新药申请，该适应症被美国 FDA 批准并授予孤儿药资格和 7 年的市场独占期。

尽管 2 类新药涉及的纳米、长效缓释、离子树脂交换等多种新型释药技术，在国内受装备制造、材料等限制，新型技术产业化仍然有一段很长的路要走，但从临床角度出发，行业回归技术层面方向正确。正视创新内核，直面临床需求，2 类新药的发展前景值得期待。

四、项目增加　服务内涵蜕变

作为国内领先、国际知名的大型医药研究服务企业，赛德盛接触的 2 类新药项目占比已经从 2017 年大临床业务的 5% 到 2021 年的 20%~30%，其中包含剂型改变、增加适应症、改变给药途径、结构拆分等，涉及呼吸、神经精神、风湿免疫等领域。另外，赛德盛也在拓展癫痫、抗肿瘤方面的业务，如果进展顺利，2 类新药项目占比可能上升至 35%~40%。

赛德盛也在 2 类新药方面开展很多研究，包括医学和临床注册法规等方面的投入，目的是配合国家对 2 类新药的鼓励措施。对于一些新的制剂、好的改良平台，赛德盛加大发掘力度，与国内外有发展潜力的改良新药平台共同成长，从临床服务延伸到产品开发立项和产品上市后的临床价值挖掘。

赛德盛把 2 类新药当作创新药对待。从立项之初的市场调研、临床一线的专家沟通，到收集某些治疗领域、某些疾病未被满足的临床需求、临床痛点以及现有治疗手段和药物缺陷，包括与市场营销人员的沟通以及在市场份额、医院需求中发现患者需求，都是全方位、全周期地围绕客户提供服务。

"鼓励创新 + 重视临床价值"是 2 类新药的整体导向。站在赛德盛的视角，如果立项能满足临床需求，下一步重点就是产品开发策略、临床试验设计。此外，如何体现自身优势，又能最大程度地减少时间和资金成本，这不同于只满足注册法规的基本要求，也要基于不同产品改良的价值和立项依据，从产品未来的临床价值和市场角度考虑，能够在不同临床阶段的研究设计中加以实现，也是赛德盛与合作企业重点关注的问题。

按照当前的医药研发趋势，企业的可持续发展尤为重要。一个新药临床研究往往需要投入几千万元到上亿元资金，那么医保能否承受增加的产品价格？因此研发投入也要符合市场价值规则。

产品的临床价值决定产品的市场价值，只有具备更高临床价值的产品，才能在市场竞争中保持优势。在全球新药研发投入与失败率越来越高的情况下，对已上市产品进行改良，进一步提高其临床价值，或将成为未来药物创新的主战场。

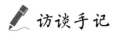 **访谈手记**

2类新药或能蹚出国际化新路

近年来，随着国家政策变化、相应法规推出，国内2类新药的研发水平逐渐提升。另一方面创新药"内卷"，开发难度和风险与日俱增，也促使行业和资本把市场的目光都转向高性价比的2类新药。

谈及2类新药的价值，刘朝溢颇有豪气。他直言，针对未被满足的临床需求进行开发，2类新药的成本相对较低、临床研发周期相对较短。制造方面，中国非常在行。假设2类新药能在原有工艺基础上改良，反倒可能在国际市场走出一条新路，提振中国2类新药行业的科研信心。

当然，2类新药"出海"绝非坦途，需要应对不同地区的指导原则、法规、分类方法差异，挑战极大。更重要的是，产品能不能经受市场考验？如何呈现自身价值？"这正是赛德盛的强项和优势。"胡贵峰如是说。

赛德盛加大在2类新药方面的投入，着重关注一些优质制剂以及新的改良平台，包括在医学、临床注册法规等方面人力、物力的"大手笔"，目的就是迎合中国发展2类新药的需求。无论是创新药还是2类新药，项目伊始，赛德盛都会根据产品的特性、市场需要和临床需求规划开发策略，这已形成惯例，即使项目可能只是IND阶段。

"赛德盛的理念就是尊重产品，无论什么产品，我们的态度都是一样的，从整体价值入手，为客户提供更全面的服务。通过前期对产品的研究、对原研产品的分析，产品上市后，赛德盛可以帮助客户设计观察性研究、上市后真实世界研究，收集证据，帮助产品推广，获得更大的市场。"

（本文采访于 2022 年 8 月）

第四章 以终为始，把握价值驱动

专访上海惠永药物研究有限公司董事长王浩

20世纪90年代起，我国医药市场持续变革，随着以企业为主体、市场为导向、产学研相结合的技术创新体系日益健全，激励政策逐步完善，越来越多的企业正在从"要我创新"转变到"我要创新"，逐渐由传统的营销驱动转变为创新驱动、价值驱动。

当下，创新药物的临床价值已经成为投资者押注的锚点，除了1类新药，2类新药的临床价值和临床优势也得到更多关注。上海惠永药物研究有限公司董事长王浩就是这一过程的亲历者。

2020年新修订《药品注册管理办法》正式发布，第四条中的化学药品注册分类做了全新调整，"化学药改良型新药"的新药地位得到确立，随后配套发布的《化学药品注册分类及申报资料要求》提到改良型新药应具备明确的临床优势，更引发产业界和学术界的热烈关注。

为了配合《化学药品注册分类及申报资料要求》中改良型新药政策落地执行，鼓励我国改良型新药临床开发，CDE进一步组织起草了《化学药品改良型新药临床试验技术指导原则》。

谈及新版《药品注册管理办法》对中国医药创新带来的改变，王浩表示，政策端的变化让细分领域的每一位创新参与者都倍受鼓舞，CDE提出的监管要求很高，真正能够从临床需求出发，在技术层面做出有临床价值的创新突破，成功商业化一个改良型新药产品，其实是一件非常不容易的事情。

一、内外环境助力研发晋阶

王浩与改良型新药的渊源还要往前追溯 30 年。王浩大学就读于上海第一医学院药学系（复旦大学药学院前身），作为侯惠民院士的学生，在学术研究工作中接触的改良型新药，彼时还被称作"药物制剂新剂型"，最让他印象深刻的案例是硝酸甘油。

20 世纪 80 年代，美国批准上市硝酸甘油舌下含片，用于缓解心绞痛。在临床应用场景中，部分患者在相对危急的情况使用，舌下含服方式较为不便，患者未能及时用药将造成严重后果。

为了解决这一问题，美国部分企业开始尝试硝酸甘油透皮贴剂，采用不同的技术路径达到了与舌下含服相同的临床效果。随后，美国 FDA 按照 505（b）（2）审批路径批准硝酸甘油透皮贴剂上市。王浩指出，经过这样的剂型创新，让硝酸甘油这款经典药物由急救用药变成了预防用药，在患者体内持续保持低浓度的硝酸甘油血氧浓度，更早地干预和防止心绞痛发作。

此后，王浩与创新制剂结了缘。1998 年博士毕业后，王浩一直留在上海医工院，从事药物制剂相关工作，2010 年升任上海医工院院长。随着药品审评审批制度改革深化落地，医药产业创新生态迎来"春风"，让王浩感受到了温暖的气息。2016 年王浩索性辞掉医工院院长的职务，投身产业界，追求自己的制剂创新梦想。

恰逢上海医药集团大力发展创新制剂的战略规划，2018 年 5 月，王浩在上海医药集团的支持下成立上海惠永药物研究有限公司（以下简称"惠永"）。4 年来，惠永从几间小小的实验室，蜕变成了每年研发投入超过 3000 万元的特色创新企业，在上海张江这片医药创新沃土走出了"小而精"的创新之路。

目前，惠永已经建成并启用了逾 6700 平方米的研发中心，创新制剂生产基地也在同步建设。公司层面，完成 A 轮和 A+ 轮融资，深受资本市场青睐。技术层面，聚焦两条产品管线，一条是复杂注射剂管线，进展较快的分别是长效注射微球和纳米胶束，最快的纳米胶束产品已经进入Ⅰ期临床；另一条是儿童用药管线，通过增溶和掩味技术将片剂转换成适合儿童服用的剂型以实现长效。

医药市场30年风云激荡，也是行业快速迭代发展的过程。王浩指出，当下产业发展有了很大进步，尤其是国家药品监管大环境变化很大。在更优越的环境中聚焦2类新药，要求虽然更高，效率也在同步提高。

二、临床价值决定市场表现

药物研发可谓九死一生，周期长，需要耗费大量人力、物力，传统认为2类新药研发成本低且成功率高，但要如何真正满足临床需求，保持长久的创新生命力？王浩的回答是，以终为始聚焦临床需求，认真修炼产品"内功"，拿出真正具备临床价值的创新成果。

以未被满足的临床需求为出发点，正是改良型新药的价值本源。王浩以白蛋白紫杉醇为例分析指出，紫杉醇是红豆杉中提取的天然产物，通过作用于微管蛋白抑制肿瘤细胞有丝分裂起效，自1992年上市以来，紫杉醇在抗肿瘤治疗中发挥着越来越重要的作用，目前在乳腺癌、卵巢癌、非小细胞肺癌、胃食管癌等肿瘤中都有很好的临床疗效。

"由于紫杉醇具有高度亲脂性、不溶于水，其注射液不得不使用无水乙醇、聚氧乙烯蓖麻油等帮助其溶解，这也导致了紫杉醇注射液极易引发过敏，在用药前必须经过皮质激素及抗组胺药的预处理，给药方案复杂，且滴注时间通常需维持3小时以上。为了克服这一缺陷，科学家们做了各种尝试和改良，其中全球范围内最成功的当属2005年在美国上市的白蛋白结合型紫杉醇。"

据了解，白蛋白紫杉醇采用纳米技术将药物结合人血白蛋白，形成粒径为130nm左右的纳米颗粒，大大地提高了药物的溶解度，规避了聚氧乙烯蓖麻油的使用，极大程度地减少过敏反应发生，且输注时间也缩短为 30 分钟。

同时，独特的纳米剂型使其可通过 EPR 效应，靶向至肿瘤部位，从而提高肿瘤部位的药物浓度，减少其他组织系统的毒副作用。白蛋白又可与肿瘤细胞高表达的 SPARC 蛋白受体结合，令紫杉醇在肿瘤组织中浓度更高，使得白蛋白紫杉醇相比紫杉醇具有更好的临床疗效。

米内网数据显示，2019 年紫杉醇在中国公立医疗机构终端达到近 80 亿元的销售规模，2020 年略回落，但市场规模仍超过 70 亿元，在抗肿瘤药排名中稳居首位。从细分产品看，紫杉醇注射液、注射用紫杉醇脂质体销售额呈下滑趋势，而注射用紫杉醇（白蛋白结合型）持续放量，在紫杉醇市场占比由 2016 年的 9.84% 提升至 2021 年上半年的 53.13%，侧面反映出临床价值对市场的导向作用。

相比动辄几十万、上百万元的创新生物药，质价双优的 2 类新药值得市场关注。王浩认为，当临床提出需求时，通过技术改进或创新满足需求，让传统药物获得全新技术赋能而大放异彩，临床价值就体现在这里。其次，新药研发不能当跟风者，务必要有企业独特的技术创新路线和关键技术储备，更重要的是，还要能实现产品低成本、大规模生产，让临床患者用得上、用得起。

三、医保支付认可产业成本

事实上，2 类新药的研发创新正在得到产业界的重点布局。2019-2021 年，2 类新药的注册受理整体呈现上升趋势。总受理号承办数量自 2019 年的 188 条上升到 2021 年的 418 条，年增长率近 49%。其中，IND 承办数量由 2019 年的 141 条上升到 2021 年的 304 条，年增长率近 47%。

然而，从现实情况来看，2 类新药的市场发展依然需要行业投入更大热情。目前，仍有观点认为，改剂型、改用途、改组分等"老药新用"的创新价值不如 1 类新药，甚至有些创新企业羞于谈论在 2 类新药方面的布局。

此外，在医保控费大背景下，国家医保局对改良型创新药临床价值的认可程度有待提升，如果不能从支付手段上对改良型新药给予支持，则对药企而言，存在非常大的不确定性。

王浩对此深有感触："很多剂型改良都需要搭建新平台，但平台搭建后可选择的药品却相当有限。起初可以通过仿制已上市药品完成技术积累，但越往后，细分赛道的同质化现象可能越严重。如果改良型新药在创新早期得不到医保支付的认可，长期发展将会很艰难。"

此外，在产品选择的过程中，企业必须充分考虑产业化成本，提高患者可及性。王浩指出："2 类新药商业化的关键在于技术突破和成本优势。中国是一个人口大国，医疗健康领域的空间非常大，不同人群、不同地域对产品的需求也不尽相同。临床需要新药，也需要仿制药，关键在于要让一般的患者无论是医保支付还是个人买单都能够用得上、用得起。"

不难看出，对 2 类新药而言，高价值的突破性技术是基础，高水平的产业化成本控制同样是竞争优势，这不仅让创新产品能够在临床治疗中脱颖而出，更能够获得长久的生命周期。

"以硝苯地平控释片为例，运用渗透泵、激光打孔技术，有 30 毫克、60 毫克、90 毫克三种规格，每天服用一次，能够平稳保持体内的血药浓度，从服用后 3 小时左右开始直到 24 小时内，把血药浓度维持在一个非常好的水平，从而维持稳定血压。更可贵的是，即使已经专利过期，凭借极具成本优势的大规模商业化生产，原研企业还能够保持非常好的竞争优势。产品的市场终点已经在源头创新开始阶段决定了，这是值得我们思考的。"

✎ **访谈手记**

满足临床需求，始于源头设计

无论是 1 类新药还是 2 类新药，创新药物的成功必定是从满足临床真正需求的源头设计，而这也应该是最基本的"成功有道"法则。

如何获得第一线的真实临床需求？王浩并不避讳分享自己的秘诀："与临床专家和药剂科老师经常吃吃饭、谈谈心，也是获取一手信息的重要方式。虽然有些临床问题凭借现在的技术还无法解决，但仍然能够从这些交流中开拓思维，引发新的思考。"

这种思考，显然并不局限在创新本身。无论是明确药物的临床优势，还是选择对照，亦或利用原研已有数据对处方、剂型等进行优化，乃至探索新技术降低成本、缩短研发周期等，一切的一切，都在细微之间。

即便如此，王浩始终理性地看待 2 类新药的创新路径和临床价值，这是源自于科学家的审慎与乐观。"改良型新药的技术突破其实还不够，目前我们还拿不出可以让人眼前一亮的顶级技术，如果这样的技术真正能够在临床上产生非常好的效果，那么无论是监管、市场、支付方，都一定会肯定 2 类新药的临床价值。"

（本文采访于 2022 年 4 月）

第五章　老药新用，消弭智造误区

专访博济医药科技股份有限公司董事长兼总经理王廷春

自 2015 年药品审评审批制度改革以来，中国医药产业迎来了历史性发展机遇，开始了由仿制向创新转变的新阶段，"向创新看齐"成为本土药企综合实力跃升的关键词。

尽管国内鼓励医药创新的闸门已大幅敞开，但受新药研发失败率居高不下、新靶点开发难度与日俱增、药物开发过程愈加艰难等客观因素影响，创新药研发无法一蹴而就。基于临床成功率高、风险与收益均衡等特点，改良型新药这一细分赛道得到药企越来越多的重视。

伴随新药研发需求而生，助推药企加速转型创新，提升药企研发效率的 CRO 企业更能理解当前中国医药创新生态下的这一发展趋势。博济医药科技股份有限公司董事长兼总经理王廷春坦言，相对于化药新药和生物药，改良型新药在新药研发各个阶段的成功率都较高，因而成为全球新药研发关注的热点之一。

一、技术壁垒拉长生命周期

改良型新药是在已知活性成分（API）的基础上，对其结构、剂型、处方工艺、给药途径、适应症等进行优化，具有明显临床优势的药品。业界普遍认为，与全新靶点和结构的创新药相比，改良型新药具有更多可以借鉴的已知活性成分药品的研究数据，可缩短临床研发的周期。随着制药工业技术快速发展，改良型新药成为当前新药研发的重要方向。

作为大型医药研究服务企业，博济医药已经成长为本土医药创新产业链的中坚力量。在改良型新药研发领域，王廷春坦言，博济医药近年来确实接到不少关于改良型新药的服务委托，以化药的占比较大。"这其中包含剂型改变、增加适应症、改变给药途径、结构拆分等。博济医药在改良型新药研发服务方面拥有丰富经验，可满足全身给药改局部给药、雾化吸入、注射改口服等具体的临床需求。"

对于药企委托的服务需求，王廷春指出，博济医药首先了解客户对改良型新药的创新定位。"博济已经建立多个改良型新药研发技术平台，以口腔速溶膜为例，药物可经口腔黏膜直接吸收，避免首过效应。除携带方便外，也无需用水送服，没有堵塞喉咙的危险，适合儿童和老年患者服用，提高了患者的顺应性。与口腔崩解片相比，生产过程中无需昂贵的冻干工艺，不存在砂砾感。"

针对吞咽困难、化疗过程呕吐的患者及儿童、帕金森和精神分裂症患者，博济医药开发了一系列口溶膜，方便随时给药、快速起效，亦可用于偏头痛、癫痫、戒毒治疗等。

王廷春解释道："博济研发的他达拉非口溶膜已经完成工艺优化与放大研究，其大小、形状、厚度类似邮票，将其置于舌上，无需饮水，即可在唾液中快速溶解、释放药物，尤其适合需要快速起效的人群，如治疗勃起功能障碍合并良性前列腺增生。该项目安全有效无风险，且生命周期较长，有巨大的临床价值。"

王廷春认为，与仿制药相比，改良型新药更具价值。"无论是结构改良、剂型改良、新复方制剂或是新适应症，改良型新药都有一定的技术或专利壁垒，但是改良型新药较仿制药有 3~4 年的监测期，生命周期明显拉长，回报率也显著提升，因此近几年国内发展进程逐步加快。"

值得一提的是，博济医药正在推进一个纳米抗肿瘤新药项目，这是来自国家纳米中心的最新科研成果。该成果可以通过改变剂型等方式，增强药物安全性，降低副作用，预计将增强患者的用药依从性，为患者提供更好的用药体验。

二、临床优势作为首要条件

在业内看来，剂型改良和改变给药途径这两项应用优势和特点主要体现在增强患者用药依从性，提供更好的用药体验。

王廷春以儿药注射剂改变成吸入制剂为例进行说明，大多数儿童患者抗拒针剂，甚至有较大的生理反应，例如哭闹等。"如果改用吸入制剂，一方面可以减轻儿童患者对药物的抗拒，尽可能提高依从性，另一方面，即便仍有较大的哭闹生理反应，因其哭闹期间需要大量呼吸，吸入药量反而会增加。本质来说，改良型新药研发的核心目的是要达到减本增效和提高患者依从的效果，这是剂型改良和改变给药途径都要遵循的原则。"

回顾改良型新药的发展历程，利培酮、紫杉醇等经典案例都给王廷春留下了较深印象。他指出："强生针对利培酮的六步改良之路值得业界学习，从常规制剂（片剂）、速释制剂（口崩片、口服液）到长效注射剂，再到代谢产物的缓释制剂、代谢产物前药的超长效制剂，充分体现了改良型新药收益高、生命周期长的特点。"

肿瘤领域的经典老药紫杉醇亦是改良型新药典范。王廷春介绍，全球首个上市的紫杉醇制剂 Taxol 曾经给肿瘤患者带来希望，但其溶媒中的聚氧乙烯蓖麻油导致的不良反应发生率较高，严重限制制剂应用。"改良后的白蛋白紫杉醇 Abraxane 在顺应性和有效性方面都有了较大改进，而 Cynviloq 作为全球首个获批的紫杉醇胶束成为继 Abraxane 的又一重磅产品，具有更高的耐受剂量（可拓展适应症）以及降低微生物和免疫风险。"

绿叶制药的注射用利培酮缓释微球是本土改良型新药的代表品种。王廷春指出，该药是长效缓释创新制剂，与口服抗精神病药物相比，无需每天用药，有望改善口服抗精神病药物在患者中普遍存在的用药依从性问题。"注射后，患者体内存在稳定而有效的血药浓度，即使没有按时用药，血药浓度也是缓慢下降，不至于让病情立即复发。"

从这些经典案例可见，明确的临床优势是改良型新药应该具备的首要条件。王廷春最早接触和了解到的改良型新药亦是基于临床需求。"当某一药企发现，米索前列醇被产科医生掰成几份用于催产，便萌生了'减少米索前列醇剂量、做成促宫颈成熟的阴道片'的研发思路，临床使用剂量准确可保证药物的安全性和有效性。该产品已经获得新药证书和生产批件。像这样有临床应用基础、可以提高药物有效性、降低不良反应或改善患者顺应性的品种，都为改良型创新药物研发带来机遇。"

三、产品改良纾解转型压力

现阶段，行业中仍有不少观点认为，改剂型、改用途、改组分等"老药新用"的创新价值不如 1 类新药，导致有些创新企业羞于谈论 2 类新药的开发。王廷春认为，这可能是出于对"创新"含义的误解。

"一谈创新就必须是源头创新，其实创新无处不在，微创新也是创新，更何况是改良型创新。以创新药为例，新的靶点发现需要以基础研究成果为基础，first-in-class 创新投入大、周期长、风险高，并非所有企业都有能力和资源开展。"

事实上，基于产品和市场迭代的改良型创新，不失为部分企业突破重围、获得发展的明智之选。在王廷春看来，除了增加适应症外，多数改良型创新都是基于药学研究，即运用各种成熟或迭代的新药学技术甚至医疗器械技术，进一步改进经过临床验证的化合物。"核心要素是对已上市产品进行深入研究，挖掘其在临床或药学方面可以改进的要素，可以更加突出改良型新药的临床优势。"

从满足临床需求的角度看，改良型新药可以解决未满足的临床需求，大幅提高临床价值。如注射用干扰素 γ 原获批适应症的应用范围和价值有限，根据国内外临床使用经验和机制研究进展，该药对某种罕见病具有针对性的治疗作用。"改良型新药增加新适应症，一旦获得审批，即可解决该适应症无药可用的局面，满足临床需求。"

在国家医保控费趋严、强调价值购买的背景下，改良型新药也能节约医保费用。王廷春指出，企业投入在全新药、改良型新药的研发成本，最终需要患者或医保买单，一般而言，研发费用投入越高，药品售价越高，带给患者的压力越大。"相比之下，改良型新药的价格比新药价格略低，可以为患者减轻负担，节约国家医保费用。然而，从资本的角度看，2类新药的研发花费其实并不少，甚至接近1类新药，其价值不如1类新药。"

未来改良型创新药势必持续增长。王廷春分析，原因在于中国慢病患者数量持续增加，服药周期长，对药物的不良反应和服药依从性要求往往较高，而改良型新药可以降低药物副作用，增加顺应性，对慢病患者具有强大的吸引力。"此外，我国药物研发领域的释药系统得到快速发展，包括制剂技术、药用辅料、给药装置、制剂设备、检测设备和包装材料的创新，以及各种创新制剂研究平台的建立，都充分表明改良型创新药的研发环境得到了很大的改善，与国外的差距越来越小。"

考虑到改良型新药是在原有药物基础上进行改进，有一定临床基础，大部分产品不需要开展完整的临床试验，具有成本低、时间短等优势。王廷春预判："改良型新药具有显著的产品特点和临床优势，在市场竞争中也具有更大优势。在全球新药研发失败率越来越高、开发新靶点越来越困难的情况下，对于无法承担创新转型压力的仿制药企业，改良型新药或许是最佳选择。"

✎ 访谈手记

好的改良型新药，价值不亚于创新药

"三医联动"持续政策改革带来的机遇，让本土药企在发展逆境中不断迸发出创新活力。但资本吹起的"伪创新"泡沫，也让部分"为新

而新"的药企被捧了起来，失去挖掘产品临床价值的初心，对 2 类新药的开发讳莫如深。

谈及当前横亘在改良型新药发展道路上的困难，王廷春直言，首先一定要重新审视改良型新药的价值，多年前"为改良而改良"的方式应该毫不犹豫地抛弃，而改良型新药"低人一等"的看法也是以偏概全。"改良型新药也可以创造巨大的市场价值，满足未满足的临床需求，好的改良型新药的价值不亚于创新药。"

需要强调的是，2 类新药不是简单地改剂型、改用途或者改组分，而是需要众多领域的经验积累及新技术迭代发展才能介入的领域，只有那些能够提高临床治疗效果的药品，才是真正的改良型新药。

王廷春提醒，改良型新药的立项尤其关键，一开始就应该从临床需求出发，一切改良的基础是未满足的临床需求。"改良型新药要充分利用创新性新技术，随着技术发展，以前无法解决的问题有了新的解决手段，应该充分利用，如微球技术、新的给药方式等技术，有望大幅改善已上市药物的药代、药效特征，提高安全性和有效性，扩大应用人群。"

（本文采访于 2022 年 4 月）

第六章 仿创结合，提升研发效率

专访江苏恩华药业股份有限公司副总裁许向阳

随着"健康中国"战略不断深入，国家对于创新药物的研发给予高度重视和支持，江苏恩华药业股份有限公司（简称"恩华药业"）作为一家专注于中枢神经系统药物研发、生产和销售的上市企业，积极响应国家号召，努力践行高质量创新发展。

恩华药业副总裁许向阳在访谈中表示："聚焦未被满足的临床需求，以原创新药、改良型新药、高技术壁垒仿制药为核心方向，恩华药业一直将创新研发作为企业长期奋斗的目标。"

一、踔厉构建协同创新平台

作为国家定点麻醉类和精神类药品生产基地，恩华药业是国家级企业技术中心，设有企业院士工作站、国家博士后科研工作站、江苏省神经药物工程技术研究中心、江苏省中枢神经药物研究重点实验室、江苏省麻醉与镇痛重点实验室。

为了推动中枢神经系统药物创新研发和科技成果转化，近年来恩华药业陆续在苏州和上海筹建了苏州恩华生物医药科技有限公司、恩华上海枢境生物科技有限公司等创新研发平台，构建了完整的中枢神经领域"产学研"创新转化链条。

在创新药物的研发和质量保证方面，恩华药业一直坚持高效、稳步的发展战略，加速国际化步伐，打造创新药研发硬核、可持续发展的引擎，建成与企业、高校和科研院所合作对接的高地，打造海内外优秀人才协同创新平台。

作为中枢神经系统药物领域的领先企业，恩华药业长期致力于中枢神经系统药物创新，包括精神分裂症、抑郁症、疼痛等疾病领域的药物研发，始终坚持仿制与创新相结合的研发思路，瞄准高科技含量、高技术门槛、临床需求迫切的中枢神经领域药物重点布局。

二、深度聚焦长效 / 缓释需求

《"十四五"国家药品安全及促进高质量发展规划》提出，鼓励具有临床价值的新药和临床急需仿制药研发上市。由于改良型新药是对已知活性成分的上市药品，尤其是具有临床迫切性的品种进行再创新以满足临床需求，即常说的"老药新用"，改良型新药要求产品具备明显的临床优势，即"优"。

医药创新企业在开展改良型新药研发立项之初，就必须根据企业资源优势、临床需求痛点、产品特点"以终为始"，坚持临床价值导向。

许向阳认为，中枢神经系统疾病和其治疗药物具有一定的特殊性，改良型新药在研发创新方面具有较大优势。以精神分裂症和双相情感障碍为例，为了避免患者在激越症状、急症状态下的自杀、自伤、伤人等危险行为，药物应能迅速起效以缓解症状。

精神分裂症、抑郁症患者的平均用药周期是 3~5 年，很多患者需要终生服药，临床用药过程中，因患者自行中断用药导致的疾病复发率非常高，因此研发长效制剂保证疗效稳定状态的长期维持是精神障碍疾病临床治疗的重要目标。例如长效非典型抗精神病药棕榈酸帕利哌酮缓释注射剂（Invega Trinza®），每 3 个月给药 1 次，1 年只需注射 4 次。

长效缓控释制剂在首次给药或早期给药时，可能存在释药量达不到临床有效血药浓度的问题，需要配合给予相同活性成分口服制剂以达到目标血药浓度，这无疑会增加给药的复杂性，通过新型缓控释制剂技术避免此类问题就具有非常高的临床价值。

阿片类药物是中枢神经领域另一需要重点关注的药物，基于防滥用需求开发防滥用制剂，在满足患者临床镇痛需求的同时防止药物被滥用，也是行业普遍关注的方向。

正是基于这些未被满足的临床需求，2类新药研发有着非常重要的创新内涵和临床价值。

三、精准设计优效指导路径

为了更好地鼓励申办方在改良型新药方面有所突破，2020年6月国家药品监督管理局药品审评中心（CDE）发布了"关于公开征求《化学药品改良型新药临床试验技术指导原则（征求意见稿）》意见的通知"，2020年12月30日正式发布《化学药品改良型新药临床试验技术指导原则》，引发了产业界的高度关注。

2022年3月，CDE继续发布"关于公开征求《〈化学药品改良型新药临床试验技术指导原则〉问与答（征求意见稿）》意见的通知"，足见CDE对于改良型新药的重视。

在"全球新"的新药研发背景下，1类新药或505（b）（1）申报路径"专利悬崖"较为明显。改良型新药作为产品改进具有长期连续性，利培酮的案例极具代表性，该药在临床上用于治疗急慢性精神分裂症，强生公司拥有化合物专利。1993年首次上市剂型为利培酮片常规制剂，此后，利培酮速释制剂（口崩片、口服液）、利培酮长效注射剂（Risperdal Consta）、利培酮代谢产物的缓释制剂（Invega）、代谢产物前药的长效注射剂（Invega Sustenna）、代谢产物前药的超长效制剂（Invega Trinza）接连上市，六次改良升级不仅使该药在专利过期后仍能保持较高的销售额和利润，且极大延展产品的生命周期。这种延长产品生命周期的策略，让利培酮常规制剂在经历"专利悬崖"后，改良型利培酮系列产品依然迎来放量增长。

由此可见，"仿创结合"并非低级别创新，而是顺应研发成本激增、提升研发效率的典型举措。"围绕具备潜在临床需求的已上市药物进行针对性改良，不仅需要科学减少研发成本和研发周期，实现省钱、省时间研发创新药的目标，而且需要设计一个最有效、优效的法规路径，通过审批上市，同时建立技术壁垒和专利保护，尽可能延长产品的生命周期。"

随着对疾病发病机制的深入了解以及已有药物作用特性的进一步掌握，改良型新药的价值将得到更充分的体现和发挥。在中国大力鼓励新药研发的时代背景下，当下医药产业转型正处在创新升级的关键阶段，改良型新药迎来前所未有的发展机遇，这将是中国新药研发的发展趋势之一。

✎ 访谈手记

高质量创新：每一个环节的全力以赴

衡量一家企业的创新能力，是一件比较复杂的事情，困难之处在于难以凭借单一指标完成测算。

创新是复杂的体系，犹如一台精密仪器，运转全程需要在每个环节全力以赴，但追求的核心价值永远只有一个：以临床需求为中心。

中国医药企业转型升级要走过一条典型的由大型仿制药企业迈向高质量创新发展而演变的道路。国际市场不乏这样的企业，例如日本的武田制药、第一三共，以色列的梯瓦等，这些药企由仿制药或原料药起家，通过自主研发或并购实现跨越式发展，逐步蜕变为创新药企，进而实现全球化。

中国企业的改良型新药研发道路应该怎么走？许向阳认为："这是一条不平坦之路，任重而道远。这个过程需要克服的主要困难有两个方面。第一，拥有自主研究的核心关键技术，用于改良型制剂的开发，形成重磅产品；第二，改良型新药要具有真正的临床价值和优势。"

时光飞逝，岁序更新。面对快速迭进、机遇与挑战并存的大环境，恩华药业在迈向高质量发展的道路上，一次又一次经受新的考验，并始终坚信科学与智慧的创新力量。

务实与严谨，坚持与热爱，从未被满足的临床需求出发，恩华药业仍然在探索中前进。

（本文采访于 2022 年 4 月）

第七章　中美双报，驶向全球"蓝海"

专访武汉普渡生物创始人、首席科学官黎维勇

2016 年 3 月，由原国家食品药品监督管理总局发布的《化学药品注册分类改革工作方案》正式实施，拉开了我国医药产业转型升级的序幕。不论是重新界定的新药及仿制药范围，还是首度确定的改良型新药概念，都给我国的新药研发带来了巨大影响。

改良型新药是对已上市药品的改进，强调"优效性"等特点，具有高成功率、高回报、低风险、生命周期长等诸多优势，已成为全球新药研发的主流。作为国内专业提供新药临床研发全流程一站式服务的 CRO 企业，武汉普渡生物通过以临床价值为导向的全面信息调研，为改良型新药的立题提供参考与支持。

一、对标先进解锁出海密钥

改良型新药最大的优势是临床价值，更安全、更有效、顺应性更好是其显著特点。武汉普渡生物创始人、首席科学官黎维勇最早接触改良型新药是 2000 年在加拿大 BC 肿瘤研究中心留学时参与长循环脂质体及热敏脂质体研制及其 PK/PD（药代 / 药效）评价，期间对改良型新药的意义有了深刻认知，为后来武汉普渡生物的改良型新药产品研发服务提供了契机。

阿霉素脂质体是令他印象最深刻的改良型新药，这是美国 FDA 批准的第一个聚乙二醇（PEG）化长循环脂质体。通过对阿霉素进行脂质包裹，聚乙二醇化技术加固稳定性后使药物粒径增大，不容易从正常组

织的血管间隙漏出，稳定性高，大大降低心脏毒性、降低免疫源性的同时实现靶向给药，增加了阿霉素对肿瘤的聚集性。

中国的改良型新药研发起步较晚，正处于百业待兴的发展阶段。由于契合市场导向（集采）和政策导向（临床价值），具备一定研发实力的企业正在转型布局开发改良型新药，尝试将产品推向海外。武汉普渡生物提供的改良型新药研究开发服务在整体业务中的占比为10%左右，近年来也在逐渐增加。

作为专注于仿制药和创新药临床试验研究领域专业技术服务的临床CRO企业，武汉普渡生物可为客户提供全面的研发服务，包括：①提供立项咨询及开发策略，以临床价值为导向进行信息调研，在有效性、安全性和顺应性三个维度调研确定临床优势及价值；②早期成药性评价，以PK/PD参数优化处方工艺，尽快获得达到临床价值的处方工艺；③临床评价，设计Ⅰ～Ⅲ期临床方案，开展临床试验；④注册申报服务。

以吸入制剂为例，吸入的药物可以快速和"无创"地输送到呼吸道，身体其他部位的暴露量低，从而最大限度地减少全身不良反应，且可能在呼吸道产生有益的治疗效果。将抗呼吸道病毒感染的口服或注射剂改成雾化吸入制剂，将药物直接靶向胃肠道以外给药难以达到的呼吸道感染部位，形成较高的局部药物浓度，降低全身药物浓度，减少药物与肠道微生物群接触，增效的同时还能减少全身不良反应。

二、发现价值挖掘无限可能

沐浴药审改革春风，国内制药企业焕发出前所未有的创新活力，大力转型布局创新药研发。尽管改良型新药的申报数量近年来保持攀升态势，但在受资本热捧的1类新药的耀眼光芒面前仍略显暗淡。

这是由于1类新药的分子是全新的，其制剂研发、药理毒理、临床疗效和安全性等都是未知的，需要通过大量的探索性及验证性研究才能上市。该过程涉及多学科交叉协调合作，是一种技术密集型研发。而改良型新药的药物分子有效性和安全性在前期已经过验证，体现出来的技术投入有限，其次是市场上曾有一些改剂型品种为了市场营销而改，并没有体现临床价值。

改良型新药的价值在于优化已上市产品，使其与被改良药品相比具有明显临床优势。为改而改、缺乏临床价值考虑的产品终究会被市场淘汰，真正体现临床价值的改良型新药的商业价值仍然潜力巨大，例如脂质体抗肿瘤制剂（伊立替康、多柔比星）、白蛋白纳米粒（紫杉醇白蛋白型）、PEG 修饰的长效制剂（纳洛酮）、长效缓释微球（帕利哌酮）、缓控释制剂（硝苯地平控释片）等的商业价值远大于改良前的制剂。

此外，2 类新药也并不是简单的剂型、用途或组分改变，仍然考验着研发药企的经验积累与技术沉淀。例如黎维勇的团队在改良型新药的研发服务过程中，开发替格瑞洛缓释制剂就遇到了较多挑战。研究显示，保持一定的替格瑞洛血浆浓度可以提供 90% 或更大的血小板抑制率。原研上市的速释制剂血药浓度波动明显，仅可维持 12 小时药效，需要一日 2 次给药，以保证疗效。

开发替格瑞洛缓释制剂的目的是为了提高患者用药的依从性（一日1 次），同时满足首次给予负荷剂量的需要。经过攻坚克难，在药代参数（PK）上，每天给药 1 次的血药浓度达到治疗窗范围，与每天给药 2次的普通制剂相当，但达峰浓度（C_{max}）降低。与此同时，在药效指标（PD）方面，抗血小板作用达到临床有效治疗水平。由于 C_{max} 下降，在不良反应方面，出血时间缩短，可以减小临床长期用药的出血风险。

三、无惧曲折擘画光明前景

中国创新药最终的征程必然是全球市场，不少本土企业的改良型新药已经"出海"。中国国家药监部门于 2017 年 6 月正式加入 ICH，目前中国新药研发正处于跟跑及并跑阶段，改良型新药只有走出国门抢占全球市场才能做大做强，最终实现中国药企领跑的角色转换。

注射用利培酮微球（II）瑞欣妥®相比改良前的制剂，无需再服用口服制剂，且能更快达到稳态血药浓度，对于急性期发作、依从性和配合度不好的患者，能快速控制症状。除中国市场外，瑞欣妥®还在多个海外市场开发，目前在美国处于505（b）（2）上市申报阶段，在欧洲完成I期临床试验，专利涉及中国、美国、欧洲、日本、韩国、俄罗斯、加拿大、澳大利亚的全球多个国家或地区。

在创新药"出海"的热潮下，辨析国内改良型新药和美国505（b）（2）路径的审评审批差异，有助于本土药企拓展海外成熟市场。美国FDA的NDA 505（b）（2）路径适用于两种类型的申报，分别是新化学分子（NCE）和已批准药物的改变。当部分申报所用数据不是由申请者开展的试验得来，同时申请者又没有权限引用这些试验原始数据时，NCE就必须通过505（b）（2）路径进行申请。505（b）（2）路径用得最多的是对已批准药物的改变，包括适应症、配方、剂型、给药途径、用药方案等。

值得注意的是，某些按505（b）（2）申报的药物在我国现行法规中不能按改良型新药来申报，如已批准药物的活性代谢物、新的给药规格、新的给药方案、已批准药物处方药与非处方药之间的变更、天然或基因重组活性产物等。另外，505（b）（2）申报不强制要求提供立项依据、自评报告和部分证明性文件；新注册2类申报要求提供研究依据、研究思路和研究过程的所有相关资料，特别强调临床优势。最后，505（b）（2）的数据保护体现为市场独占期和专利独占期，而我国改良型新药的数据保护主要体现为新药监测期和专利独占期。

中国药企正驶向全球"新蓝海"，以505（b）（2）途径进行新药上市申请是大势所趋，路途虽然曲折，但前途一片光明。

✎ **访谈手记**

要"站在巨人肩上"，我们还在孕育"巨人"

改革创新是时代精神的不变核心，以务实创新之姿，顺时代发展之势，是国内制药企业在新形势下实现高质量发展的必然要求。立足于明确的临床需求，凭借更高的研发"性价比"优势，改良型新药已经成为全球药物研发的一大趋势。

在黎维勇博士看来，中国制药企业要走好改良型新药的研发道路，首先选题要以临床优势为导向，通过化学、生物工程技术或制剂手段实现目标，才能获得临床和市场的认可。同时，加强国际合作，通过license-in 或 license-out 提升改良型新药的市场竞争力。最后则是增强技术壁垒，强化知识产权布局和保护。

改良型新药的研发申报是对已上市药品不断改进的重要方式，被业界誉为"站在巨人肩上"的新药开发模式。但在我国医药原始创新能力存在短板、"多链协同"的生物医药产业生态尚需不断完善的背景下，开发改良型新药的挑战仍然不容小觑。

黎维勇博士坦言，在立题层面上，药企的信息调研与临床实际需求结合的深度有待加强。从药物层面来看，高精尖的制剂人才不足，特殊仪器设备及关键辅料仍有待进一步开发。在临床层面，体现改良型新药特点的临床方案设计有待提升。在政策层面，改良型新药的研究指导原则（临床前研究、药学及临床等）还有待完善。

（本文采访于 2022 年 7 月）

审评篇

起势追风　以医药政策为导向

第八章　2 类新药"危"与"机"同在

吴传斌

2020 年 1 月颁布的《药品注册管理办法》，明确提出了"改良型新药"这一新类别，与创新药和仿制药并列，将化学药、中药和生物制品中的第 2 类注册分类纳入改良型新药管理（表 8–1），故改良型新药又称"2 类新药"。

表 8–1　中国改良型新药注册分类

药物类型	注册类别	说明
化学药	2.1 类	提取光学异构体、成酯、成盐、改变酸根、改变碱基、改变金属元素或形成非共价衍生物
	2.2 类	新剂型、新处方工艺或新给药途径
	2.3 类	新复方制剂
	2.4 类	新适应症
中药	2.1 类	改变给药途径
	2.2 类	改变剂型（给药途径不变）
	2.3 类	增加功能主治
治疗用生物制品	2.1 类	改变剂型或给药途径
	2.2 类	新适应症或改变用药人群
	2.3 类	新复方制剂
	2.4 类	引入重大技术改进

一、"改"只是通路"良"才是目的

我国对改良型新药的注册分类管理与美国 FDA 的 505(b)(2) 新药申请（new drug application，NDA）途径的范畴相似。505(b)(2) 是基于对已批准药物的改良和新发现而进行的新药申请，受理的改良主要包括活性成分结构、剂型、规格、给药途径、给药方案、新复方、复方组成、处方组分和适应症等改变。国内拟申报改良型新药的品种可通过 505(b)(2) 途径向美国 FDA 递交 NDA。

根据改良型新药的定义，该类品种应具有明显临床优势，即优效性。"改"只是途径，"良"才是目的，研发思路须摆脱"为创新而创新"的怪圈，优化为"为临床价值而创新"。在我国，改良型新药申报材料的"立题目的与依据"中，需要专门提供支持其具有明显临床优势的证据。因此，改良型新药和过去的"三改"药品（改规格、改剂型和改盐基）有显著差异。

改良型新药的优势主要体现在两个方面，即满足临床需求和提升研发价值。2020 年 12 月，我国发布的《化学药品改良型新药临床试验技术指导原则》指出，改良型新药具有有效性、安全性和依从性更高的临床优势。在药物经济学方面，改良型新药可以构建比较高的专利技术壁垒，生命周期长，投入产出比高。

据报道，改良型新药的成功率是创新药的 3 倍以上，平均研发费用和耗时不超过创新药的 40%。此外，国内外政策环境对改良型新药普遍利好，研发前景和战略纵深广阔。

二、参考国际健全监管机制

他山之石，可以攻玉。美国 FDA 505(b)(2) 类新药的研发和审批模式较为成熟，该申报途径药品年销售额平均峰值达 2 亿美元，脂质体等部分高端制剂品种占相应市场份额超过 80%。参考美国经验，有助于我国改良型新药研发资源合理配置，为监管渠道的建立健全提供参考。

1. 505（b）（2）途径从无到有

1938 年，《联邦食品、药品和化妆品法案》（Federal Food, Drug and Cosmetic Act）颁布，要求所有药品在美国上市前必须向 FDA 书面递交 NDA。此举主要是为了应对 1937 年磺胺酏剂事件，该磺胺制剂选用有神经毒性和肾毒性的二甘醇为溶剂，造成逾 100 名患者死亡。

1980 年前，文献原创药审批方案（Paper NDA）发布，可通过学术期刊公开发表的论文数据评价仿制药，部分区分了创新药和仿制药类别，但产生了一定程度的审评混乱，因而收效甚微。

1983 年，《孤儿药法案》（Orphan Drug Act）颁布，给予"孤儿药"申请者 7 年的市场独占期，刺激制药企业对药品专利期的追求。

1984 年，《药品价格竞争和专利期修正案》（Hatch–Waxman Amendment）颁布，正式将 505（b）（2）作为 NDA 途径予以立法，与 505（b）（1）（与我国"创新药"类别基本对应）和 505（j）（与我国"仿制药"类别基本对应）并列，将 NDA 细致化。

1999 年，《关于 505（b）（2）途径的工业指南》[Guidance for Industry Applications Covered by Section 505（b）（2）]发布，要求基于生物利用度（bioavailability, BA）和生物等效性（bioequivalence, BE）等手段证明药品的安全性和有效性，规范 505（b）（2）申报途径。

2. 企业联手平台合作开发

美国 505（b）（2）新药主要为合作研发，即创新药企业（如辉瑞、礼来、阿斯利康和强生等）与新型药物递送系统平台企业（如 Hospira、Camargo、Mylan 和 Hikma 等）合作开发改良型新药产品。创新药企业往往在原研产品上市前，就开始对接新型药物递送系统平台企业，以改良型新药形式迭代布局，以求延长产品生命周期。

3. 部分获批主打哪些类型

1993-2003 年，美国 FDA 批准的 505（b）（2）途径新药数量缓慢提升，但仍显著低于 505（b）（1）。2003 年后，505（b）（2）批准数量反超 505（b）（1）。2010-2020 年，505（b）（2）批准数量比 505（b）（1）高 50% 以上，如 2017 年，505（b）（1）批准 35 件、505（b）（2）批准 92 件。505（b）（2）途径得到制药企业青睐，逐渐成为研发的主要方向。

美国 FDA 批准的 505（b）（2）途径新药，以剂型变更、新复方和复方组成变更为主。给药途径方面，口服和注射两大传统给药途径的药品占比较高，最高超过 90%，2017 年后，占比逐步下降至 60% 左右。与此同时，皮肤给药等局部用药制剂占比逐渐提高。吸入给药作为较新颖的给药途径，近年来也有少量品种经 505（b）（2）途径获批，这表明除口服和注射外的给药途径日益得到制药企业重视。适应症方面，中枢神经系统疾病和感染性疾病长期占据高位。

美国批准的 505（b）（2）新药有 Cholbam、Doxil、Abraxane、Risperdal Consta、ZTlido 和 Tyvaso 等，注册企业和适应症详见表 8-2。

表 8-2　美国 FDA 批准的部分 505（b）（2）途径新药

商品名	通用名	注册企业	适应症
Cholbam	胆酸胶囊	Asklepion	胆汁酸合成障碍和过氧化物酶障碍
Doxil	盐酸阿霉素脂质体	Sequus	晚期卵巢癌、多发性骨髓癌以及 HIV 并发的卡波西肉瘤
Abraxane	注射用紫杉醇（白蛋白结合型）	Celgene	转移性和复发乳腺癌
Risperdal Consta	注射用利培酮微球	Janssen-Cilag	急性和慢性精神分裂症
ZTlido	利多卡因透皮贴剂	Scilex	缓解与疱疹后神经痛相关的疼痛症状
Tyvaso	曲前列尼尔吸入性溶液	United Therapeutics	间质性肺病相关肺动脉高压

三、聚拢本土释放循环动力

21 世纪初，美国等国家的制药企业对改良型新药的布局纷纷进入收获期。在这一背景下，我国在 2010 年前后开始对改良型新药进行较为广泛的业内讨论。2016 年《化学药品注册分类改革工作方案》的颁布，是我国改良型新药起步的历史性标志。当前，国内改良型新药研发整体处于初期阶段，资源分布比较分散，市场潜力有待进一步挖掘。

1. 从定义讨论到政策规范

2002 年 10 月，原国家药品监督管理局颁布《药品注册管理办法》（试行），统一和改革药品注册管理模式，标志着新药注册申报的规范化。

2007 年 6 月，原国家食品药品监督管理局颁布 2007 版《药品注册管理办法》，进一步规范注册分类，其中药品注册类别的 1.3、1.4、1.5、2、4 和 5 类等隶属于现改良型新药的分类范畴。

2015 年 8 月，为了推进医药产业供给侧结构性改革，国务院印发《关于改革药品医疗器械审评审批制度的意见》，鼓励药品创新，释放调整药品注册分类的信号。

2016 年 3 月，原国家食品药品监督管理总局颁布《化学药品注册分类改革工作方案》，提出改良型新药的概念，引领国内制药企业资源配置再优化。

2019 年 1 月，为了实现显著降低药品价格的目标，国务院印发《国家组织药品集中采购和使用试点方案》，推动"4+7"带量采购试点落地，促使仿制药企业向改良型新药企业转型。

2020 年 1 月，国家市场监督管理总局颁布新版《药品注册管理办法》，正式明确创新药、改良型新药和仿制药差异化申报的格局，这是研究美国 FDA 的 505（b）（1）、505（b）（2）和 505（b）（j）细分途径等国际经验后的历史性变革，具有划时代意义。

2020 年 6 月，国家药品监督管理局药品审评中心（CDE）发布《化学药品改良型新药临床试验技术指导原则（征求意见稿）》，改良型新药从"定义"转化为"办法"，相关政策更为明朗化。

2020 年 12 月，CDE 正式发布《化学药品改良型新药临床试验技术指导原则》。

2022 年 3 月，CDE 发布首版《〈化学药品改良型新药临床试验技术指导原则〉问与答（征求意见稿）》，系统梳理新指导原则，促进改良型新药有序研发。

2. 复合型拓新药企在孵化

目前，我国境内涉足改良型新药"赛道"的制药企业比较少，主要包括有一定规模的创新药企业（如绿叶制药和科伦药业等）以及新型药物递送系统平台企业（如越洋医药和科信必成医药等）。近年来，新济药业等一批创新药－新型药物递送系统平台复合型企业兴起，加入改良型新药的研发大军。

3. 片剂和胶囊剂占比最高

以化学药为例，2019-2021 年，改良型新药的受理数迅速增长，至 2021 年为 377 件。其中，2.1 类和 2.3 类占比较低（小于 10%），2.2 类约占 30%，2.4 类占据半壁江山（超过 50%）。在 2.4 类中，国外制药企业申报进口注册较多。2019-2021 年，2.2 类占比略有增长，该类别主要为剂型改良，投入产出比较高，逐渐得到制药企业青睐。

剂型方面，2019-2021 年，口服片剂和胶囊剂占比最高，注射剂次之，值得注意的是，口溶膜剂型药品占有一定比例。中枢神经系统疾病成为改良型新药研发领域的必争之地，口溶膜在治疗中枢神经系统疾病方面具有给药方便和起效迅速等独特优势，在该领域改良型新药研发中占有一席之地。如 2020 年 11 月批准的奥氮平口溶膜是我国首个用于治疗中枢神经障碍的改良型新药。

我国批准的改良型新药有艾坦、超贝、多恩达、力扑素、乐夫松和罗润畅等，注册企业和适应症等相关信息详见表8-3。

表8-3 中国批准的部分改良型新药

商品名	通用名	注册企业	适应症
艾坦	甲磺酸阿帕替尼片	恒瑞医药	晚期胃腺癌或胃–食管结合部腺癌
超贝	奥氮平口溶膜	齐鲁制药	精神分裂症
多恩达	盐酸米托蒽醌脂质体注射液	中诺药业	恶性淋巴瘤、乳腺癌和急性白血病
力扑素	注射用紫杉醇脂质体	绿叶制药	转移性和复发乳腺癌
乐夫松	他扎罗汀倍他米松乳膏	华邦制药	慢性斑块型银屑病
罗润畅	盐酸氨溴索喷雾剂	裕欣药业	2~6岁儿童的痰液黏稠及排痰困难

四、缩小差异淬炼中国方案

当前，国内外改良型新药发展机遇良好，主要体现在：①全球范围内罹患慢性疾病的患者数量逐年攀升，安全性和顺应性更高的改良型新药临床需求不断扩大；②改良型新药投入产出比高，可构筑特有的专利技术壁垒，药物研发企业有比较强的开发意愿；③药剂学发展为制药企业带来了可供改良型新药选择的高端药物制剂技术，国内外差异稳步消弭，一系列"卡脖子"问题得以解决。

然而，我国改良型新药发展仍面临诸多挑战。如目前制药企业主要集中于2.2类和2.4类新药研发，需要上"大临床"的2.1类和2.3类研发经验较为欠缺。又如各类别、各品种的研发策略差异性较大，需要有针对性地设计注册策略。

2021年7月，CDE发布《改良型新药调释制剂临床药代动力学研究技术指导原则（征求意见稿）》，旨在为可调控释药速率、释药时间或释药部位的调释制剂改良型新药研发提供参考。这类品种通常采用高端制剂技术进行调释，不仅可显著改善有效性、安全性和依从性，更具有巨大的市场潜力。可以预见，未来将有相当多的制药企业进军基于高端制剂技术的改良型新药研发领域。

同年9月，CDE还发布了《儿童用化学药品改良型新药临床试验技术指导原则（试行）》，鼓励在儿科改良型新药开发中合理应用药理学研究方法。在专门的儿科用药指导原则引领下，相关产品的酝酿和孵化将更顺利。

在国家政策有力引导下，在研发企业与有关部门的良好沟通下，在研发企业的持续攻坚下，我国改良型新药将涌现一批既满足临床需求又创造经济价值的品种，取得长足发展。

第九章 改良型新药立项思路

边界

根据化学药品注册分类法规，改良型新药指在已知活性成分的基础上，对其结构、剂型、处方工艺、给药途径、适应症等进行优化，且具有明显临床优势的药品。

随着创新药靶点日趋同质化，在仿制药集采等政策和市场竞争格局影响下，化学药立项开始将目光投向改良型新药。2020—2022年7月化学药改良型新药申报分类情况见表9-1。

表9-1　2020—2022年7月化学药改良型新药申报分类情况

	2.1 类	2.2 类	2.3 类	2.4 类	合计
2020 年受理号数	7	70	9	76	155
2021 年受理号数	12	135	20	117	270
2022 年受理号数	4	90	16	56	160
2020 年受理号数占比	4.5%	45.2%	5.8%	49.0%	100%
2021 年受理号数占比	4.4%	50.0%	7.4%	43.3%	100%
2022 年受理号数占比	2.5%	56.3%	10.0%	35.0%	100%

注：个别受理号会涉及多个注册分类，因此合计数小于各注册分类之和。

（数据来源：咸达药海数据库）

一、改结构回报低遭到冷遇

2.1 类新药指的是含有用拆分或者合成等方法制得的已知活性成分

的光学异构体，或者对已知活性成分成酯、成盐（包括含有氢键或配位键的盐），或者改变已知盐类活性成分的酸根、碱基或金属元素，或者形成其他非共价键衍生物（如络合物、螯合物或包合物），且具有明显临床优势的药品。

国际上成功的案例有艾司奥美拉唑。从国内市场来看，奥美拉唑和艾司奥美拉唑基本平分市场，并没有实现完全替代；原有已知活性成分的剂型市场销售良好的，通常改构后的同剂型市场表现也较好。奥硝唑和左奥硝唑的表现与奥美拉唑和艾司奥美拉唑基本相似。

企业的营销能力也会影响产品上市表现，如针对儿童开发的右旋布洛芬口服混悬液，医院市场销售额过亿元，依然不及布洛芬缓释胶囊。

实际上，改化学结构的新药不一定按 2 类申报，如 2021 年 5 月获批的扬子江注射用磷酸左奥硝唑酯二钠，就是按 1 类申报，2021 年进入医保谈判目录。

2.1 类改良型新药需要依据前期探索性试验的有效性结果考虑确证性试验的总体设计，推荐为随机、双盲、等效 / 非劣、与已上市被改药品对照设计的Ⅲ期确证性试验。目前，国内企业研发 2.1 类新药比较少，一来小分子新药改构通常申报 1 类新药，二来同靶点同适应症的产品更倾向于改不同用药途径的新剂型，开发这两类产品在进入医保目录时可以单列，但是如果开发 2.1 类新药，价格基本参照不改构的对标产品，投入回报低，因此，企业开发 2.1 类新药的意愿不高。

二、"2.1+2.2"合体齐申报

2.1 类申报占改良型新药整体申报的比例近三年来都未超过 5%。此外，2020 年以来，2.1 类改良型新药没有一个产品申报生产。而且，2.1 类申报的产品不少也属于 2.2 类，这或许是因为纯改结构不一定能满足临床优效，而且为避免集采被并组，往往需要在剂型上做改良。

从企业来看，2020 年以来 2.1 类申报产品数量居前位（以通用名统计）的是恒瑞、人福和东阳光，各有 2 个产品申报。

恒瑞的注射用 HR18034 为长效局部麻醉药物，拟用于术后镇痛。伊伐布雷定最初以盐酸盐的形式做成片剂，恒瑞开发的硫酸氢伊伐布雷定缓释片是晶型单一且稳定的伊伐布雷定硫酸氢盐，2019 年恒瑞医药的硫酸氢伊伐布雷定片已经获准在英国、德国和荷兰上市销售。

宜昌人福开发了注射用 RF16001、右美托咪定透皮贴剂和右美托咪定透皮贴剂（Ⅱ）。右美托咪定透皮贴剂和右美托咪定透皮贴剂（Ⅱ）为 2.1 类，是因为宜昌人福的透皮贴剂使用了右美托咪定的游离碱，有更好的亲脂性，具有通透系数较高的药理特性。

注射用 RF16001 是小分子药物缓控释微球制剂，由均一粒径的微球制备，若能获批上市，单次给药即可实现长效镇痛，无需使用镇痛装置，避免镇痛装置引发的并发症，可以更好地满足临床术后镇痛需求。

东阳光的 HECB1701301 长效肌内注射剂主要治疗中度至重度阿尔茨海默病。鲁拉西酮迟释片主要治疗精神分裂症，目前国内已经上市的是盐酸鲁拉西酮，截至 2022 年 8 月，东阳光这个项目是否改酸根尚未有公开报道。

从剂型来看，14 个申报 2.1 类制剂的产品中，有 6 个是注射剂，6 个是口服固体制剂。可以看出，2.1 类在开发时就考虑特殊剂型申报，或许就是为了满足改良型新药的临床优势，以及考虑到目前的集采规则中，同医保报销码下相同剂型有可能分到同一组，除非不同适应症（特别是儿童适应症）才可能不并组。开发特殊剂型有望跨越这类价格限制，但也要面临特殊制剂的医保谈判问题。

企业立项时可参考恒瑞"2.1+2.2"的申报策略，规避化合物晶型专利期限制，并且将普通固体制剂改为缓释制剂，减少集采并组几率。

2.1 类新药纳入医保及样本医院销售情况见表 9-2。

表 9–2　2.1 类新药纳入医保及样本医院销售情况（亿元）

产品	2021 年医保情况	医保限制	2021 年上半年医院MAT 销售情况	2021 年药店销售情况
布洛芬片	医保常规目录		0.4	0.2
布洛芬缓释胶囊	医保常规目录		3.4	7.3
右旋布洛芬口服混悬液	医保常规目录	限儿童	1.1	0.02
奥美拉唑肠溶胶囊	医保常规目录		12.1	8.5
奥美拉唑镁肠溶片	医保常规目录		4.4	1.5
艾司奥美拉唑镁肠溶片	医保常规目录		17.2	4.8
艾司奥美拉唑肠溶胶囊	医保常规目录		3.8	0.08
注射用奥美拉唑钠	医保常规目录	限有禁食医嘱或吞咽困难的患者	47.0	0.05
注射用艾司奥美拉唑钠	医保常规目录	限有禁食医嘱或吞咽困难的患者	37.5	0.07
奥硝唑片	医保常规目录		0.3	0.7
奥硝唑注射液	医保常规目录		1.7	–
左奥硝唑片	非医保		0.001	0.1
左奥硝唑氯化钠注射液	医保常规目录	限二线用药	1.8	1
注射用磷酸左奥硝唑酯二钠	医保谈判目录	减少耐药菌的产生，保证磷酸左奥硝唑酯二钠、左奥硝唑、奥硝唑及其他抗菌药物的有效性，磷酸左奥硝唑酯二钠只用于治疗或预防已证明或高度怀疑由敏感细菌引起的感染。在选择或修改抗菌药物治疗方案时，应考虑细菌培养和药敏试验结果。本品适应症为：①治疗肠道和肝脏严重的阿米巴病。②治疗奥硝唑敏感厌氧菌引起的手术后感染。③预防外科手术导致的敏感厌氧菌感染	–	–

（数据来源：米内网　　MAT：全年滚动数据，指定时间节点往前追溯 12 个月的数据总和）

三、缓控释大多数表现靓丽

2.2 类新药含有已知活性成分的新剂型（包括新的给药系统）、新处方工艺、新给药途径，且具有明显临床优势。其中，改剂型为最常见的立项方向。原研厂家通常在专利即将到期、仿制药上市后，改剂型替代原先的产品。

从普通口服固体制剂或普通注射剂改良为缓控释制剂，目的一般是在用法用量方面提高便利性。从国内市场来看，除非缓控释是新上市产品、市场格局没打开，否则，缓控释的市场表现普遍优于普通口服固体制剂。

目前，精神病类口服缓释药还是主流，改注射或长效注射还没获市场完全接受。外用药／口服药改透皮贴剂极度依赖原研制剂此前的市场积累，此类药如果采用同一服药路径，则不需要启动验证性临床，但医保支付有差比价。如果改服药路径，则需启动验证性临床，高度依赖原有市场规模。

四、改剂型一部分项目扎堆

2019-2021 年，2.2 类申报占改良型新药整体申报的比例在上升，2022 年前 7 月占比超过 50%。2.2 类申报方面，CRO 公司与制药公司平分秋色，展示各自不同的制剂平台技术。

越洋医药缓控释平台开发了 17 个产品，包括缓释片如布立西坦、维格列汀二甲双胍（含 24 小时）、复方对乙酰氨基酚、拉考沙胺、沙库巴曲缬沙坦钠、维格列汀，控释片（苯磺酸氨氯地平、非洛地平、洛索洛芬钠），双释片（吡非尼酮、雷美替胺）和多释片（阿哌沙班、阿普斯特、布洛芬、复方布洛芬、枸橼酸托法替布），但暂无产品报产。

恒瑞开发了 16 个产品，申报产品涉及多个不同剂型，包括注射剂（HR17020、HR18034、HR19024、盐酸伊立替康脂质体）、片剂〔醋酸阿比特龙（Ⅰ）、HR091506］、胶囊剂（HR19042、HRG2010）、缓释片（硫酸氢伊伐布雷定）、缓释胶囊（替格瑞洛）、贴剂（HR19003）、吸入剂（HRG2010）、滴眼液（SHR8028滴眼液）、口溶膜（HR17020）、凝胶剂（HR20005）、鼻喷剂（HR19024）。可见，长效注射剂是恒瑞主要布局的剂型。醋酸阿比特龙片（Ⅰ）、盐酸伊立替康脂质体注射液、盐酸右美托咪定鼻喷剂和他达拉非口溶膜目前已报产，但暂无产品获批。

既承接CRO业务又具备制药企业属性的力品药业，主要开发口溶膜（阿立哌唑、他达拉非、盐酸多奈哌齐）和口颊膜（盐酸帕洛诺司琼、盐酸多塞平），目前仅阿立哌唑口溶膜报产。

同样发力口溶膜的还有齐鲁制药，开发了阿立哌唑、他达拉非、利培酮、磷酸奥司他韦、盐酸美金刚等口溶膜品种，以及司美格鲁肽注射液。齐鲁的阿立哌唑、他达拉非和盐酸美金刚口溶膜已经获批生产。目前，司美格鲁肽注射液国内主要是3.3类生物类似药申报，齐鲁的此品种以化学药2.2类申报。

滴眼液方面，2020年以来申报的2.2类改良制剂都还在申报临床阶段，包括恒瑞的SHR8028（预计是阿托品）、福州好吉医的西罗莫司、广州奥博/广东莱恩以及润尔眼科分别申报的洛索洛芬钠、沈阳兴齐的伏立康唑、珠海亿胜的环孢素、盛元医药的SY-201（预计也是环孢素）。

细胞毒类药物自上海谊众的紫杉醇胶束上市后，申报热度增加。苏州雷纳药物研发有限公司开发了注射用紫杉醇胶束。江苏万高药业股份有限公司和先声药业有限公司都各自开发了注射用多西他赛聚合物胶束，石药集团中奇制药技术（石家庄）有限公司、四川科伦药物研究院有限公司都各自开发了注射用多西他赛（白蛋白结合型），珠海贝海生物技术有限公司开发了BH009［多西他赛注射液（不含吐温80型）］。紫杉醇类注射剂改良型新药据说和创新药一样，都要启动Ⅰ、Ⅱ、Ⅲ期临床，豁免Ⅱ期临床的可能性非常小。

盐酸右美托咪定鼻喷剂也是2020年以来的研发热点，除了上文提及的恒瑞，还有四川普锐特、无锡济煜山禾、宜昌人福都有研发申报。

业界常吐槽："改良型新药讨论会的话题往往是，长效注射剂逃不掉利培酮、紫杉醇、阿立哌唑等，缓控释制剂离不开硝苯地平、哌利哌酮控释片。"从近期热点来看，阿托品滴眼液、短效麻醉药改长效、紫杉醇类注射剂（不含过敏性辅料）类项目已经过热，新立项者应慎重。

2.2 类新药不同剂型纳入医保及样本医院销售情况见表 9-3。

表 9-3　2.2 类新药不同剂型纳入医保及样本医院销售情况（亿元）

产品	2021 年医保情况	医保限制	2021 年上半年医院 MAT 销售情况	2021 年药店销售情况
硝苯地平胶囊	医保常规目录		−	−
硝苯地平缓释片	医保常规目录		13.5	5.5
硝苯地平控释片	医保常规目录		62.9	12.4
左乙拉西坦片	医保常规目录		9.0	1.6
左乙拉西坦缓释片	医保常规目录		0.001	−
左乙拉西坦口服溶液	医保常规目录	限儿童	0.8	0.2
酒石酸美托洛尔片	医保常规目录		8.0	2.3
琥珀酸美托洛尔缓释片	医保常规目录		28.4	7.2
盐酸羟考酮片	医保常规目录		0.01	−
盐酸羟考酮缓释片	医保常规目录		6.4	−
盐酸哌甲酯片	医保常规目录		−	−
盐酸哌甲酯缓释片	医保常规目录	限由专科医生采用 DSM-Ⅳ 诊断标准作出明确诊断的儿童患者	2.3	
枸橼酸芬太尼注射液	医保常规目录		1.5	−
芬太尼透皮贴剂	医保常规目录	限癌症疼痛患者或其他方法难以控制的重度疼痛	2.0	0.0001
重酒石酸卡巴拉汀胶囊	医保常规目录	限明确诊断的阿尔茨海默病	0.9	0.1
利斯的明透皮贴剂	医保常规目录	限明确诊断的阿尔茨海默病	0.02	0.02

续表

产品	2021年医保情况	医保限制	2021年上半年医院MAT销售情况	2021年药店销售情况
紫杉醇注射液	医保常规目录		13.9	0.5
注射用紫杉醇（白蛋白结合型）	医保常规目录	限联合化疗失败的转移性乳腺癌或辅助化疗后6个月内复发的乳腺癌患者	33.5	3.7
醋酸奥曲肽注射液	医保常规目录	胰腺手术，支付不超过7天；神经内分泌肿瘤类癌危象围手术期，支付不超过7天；肝硬化所致的食道或胃静脉曲张出血，支付不超过5天	20.2	0.03
注射用醋酸奥曲肽微球	医保谈判目录	限胃肠胰内分泌肿瘤、肢端肥大症，按说明书用药	3.6	0.4
利培酮片	医保常规目录		2.7	0.6
注射用利培酮微球	医保常规目录	限不配合口服给药患者	0.08	0.0002
注射用利培酮微球（Ⅱ）	医保谈判目录	用于治疗急性和慢性精神分裂症以及其他各种精神病性状态的明显的阳性症状和明显的阴性症状。可减轻与精神分裂症有关的情感症状	0.0001	0.002
帕利哌酮缓释片	医保常规目录		4.4	0.1
棕榈酸帕利哌酮注射液	医保常规目录	限不配合口服给药患者	1.6	0.2
棕榈帕利哌酮酯注射液（3M）	医保谈判目录	限接受过棕榈酸帕利哌酮注射液（1个月剂型）至少4个月充分治疗的精神分裂症患者	0.05	0.1

（数据来源：米内网）

五、复方制剂销售逊于单方

2.3类改良药是指含有已知活性成分的新复方制剂，且具有明显临床优势。

复方制剂的组合通常有两种，一种是同一适应症不同靶点之间的指南常用化合物及临床用规格的组合，如高血压和糖尿病的口服复方，又如奥美拉唑＋碳酸氢钠。研发组合往往包含某一单方的原研药，除非科学家在临床上发现两个组合之间的独特机制，例如氨氯地平＋叶酸。另一种复方为预防型，例如非甾体抗炎药会发生胃部溃疡，复方制剂将非甾体抗炎药和 PPI 组成复方。

目前来看，如果组方成分已经进入医保目录，大部分复方制剂也会纳入医保目录，但原研复方制剂的价格小于单方原研药价格之和，大部分复方也很难卖赢单方市场。

如果有指南推荐，并且组方成分已经上市多年，复方制剂和两个原研单方联合用药所申报的适应症一致且生物等效性一致，在国外有望豁免有效性和安全性的Ⅲ期临床试验并上市，但在国内很难豁免临床研究。

近 3 年，2.3 类申报占改良型新药整体申报的比例也在上升，2022 年前 7 月占比达到 10%。恒瑞是申报 2.3 类最多的企业，申报了 HR18042 片、HRG2005 吸入剂、恒格列净二甲双胍缓释片（Ⅰ）和（Ⅱ）。

降血压、调血脂、降血糖、抗血小板的固定剂量的复方制剂是研发热点。例如二甲双胍缓释片（Ⅰ）和（Ⅱ），乐普的替格瑞洛阿司匹林胶囊、依折麦布匹伐他汀钙片，信立泰的阿利沙坦酯氨氯地平片、阿利沙坦酯吲达帕胺缓释片，越洋医药的恩格列净西格列汀二甲双胍缓释片。而固定剂量的复方制剂的改良型新药指导原则一直未出，相关复方制剂的临床怎么做，仍待政策进一步完善。

六、新适应症放量有段时差

2.4 类新药是已知活性成分增加新适应症。新适应症通常需要做头对头双盲的Ⅲ期临床试验，且从新适应症获批到医保限制放开有一定的时间差，导致新增适应症放量也有一定的时间差。

国内大部分医保谈判药物积极布局新适应症，特别是 PD-1 和靶向小分子药物。因为产品销售额已达峰值，进入医保目录后没有新增适应症，市场规模不一定会大幅度提升，例如盐酸安罗替尼胶囊和甲磺酸阿帕替尼片。值得注意的是，2021 年医保限制还注明了有条件批准的适应症。

2.4 类新药新增适应症纳入医保及样本医院销售情况见表 9–4。

表 9–4　2.4 类新药新增适应症纳入医保及样本医院销售情况（亿元）

产品	项目	2019 年	2020 年	2021 年 MAT 销售情况
西妥昔单抗注射液	医保限制	限：RAS 基因野生型的转移性结直肠癌	同 2019 年	1. 用于治疗 RAS 基因野生型转移性结直肠癌，与 FOLFOX 或 FOLFIRI 方案联合用于一线治疗；与伊立替康联用于经含伊立替康治疗失败后的患者 2. 用于治疗头颈部鳞状细胞癌，与铂类和氟尿嘧啶化疗联合用于一线治疗复发和 / 或转移性疾病
	医院市场销售额	12.6	15.7	17.7
信迪利单抗	医保限制	限：至少经过二线系统化疗的复发或难治性经典型霍奇金淋巴瘤的患者	同 2019 年	1. 适用于至少经过二线系统化疗的复发或难治性经典型霍奇金淋巴瘤的治疗（有条件批准） 2. 信迪利单抗联合培美曲塞和铂类化疗，用于未经系统治疗的表皮生长因子受体（EGFR）基因突变阴性和间变性淋巴瘤激酶（ALK）阴性的晚期或复发性非鳞状细胞非小细胞肺癌的治疗 3. 信迪利单抗联合吉西他滨和铂类化疗，用于不可手术切除的晚期或复发性鳞状细胞非小细胞肺癌的一线治疗 4. 信迪利单抗联合贝伐珠单抗，用于既往未接受过系统治疗的不可切除或转移性肝细胞癌的一线治疗
	医院市场销售额	2.96	19.13	28.27
替雷利珠单抗注射液	医保限制	/	限：至少经过二线系统化疗的复发或难治性经典型霍奇金淋巴瘤的治疗；PD–L1 高表达的含铂化疗失败包括新辅助或辅助化疗 12 个月内进展的局部晚期或转移性尿路上皮癌的治疗	1. 经典型霍奇金淋巴瘤，适用于至少经过二线系统化疗的复发或难治性经典型霍奇金淋巴瘤的治疗（有条件批准） 2. 尿路上皮癌，适用 PD–L1 高表达的含铂化疗失败包括新辅助或辅助化疗 12 个月内进展的局部晚期或转移性尿路上皮癌的治疗（有条件批准） 3. 非小细胞肺癌，联合紫杉醇和卡铂用于不可手术切除的局部晚期或转移性鳞状非小细胞肺癌的一线治疗；联合培美曲塞和铂类化疗用于表皮生长因子受体（EGFR）基因突变阴性和间变性淋巴瘤激酶（ALK）阴性、不可手术切除的局部晚期或转移性非鳞状非小细胞肺癌的一线治疗 4. 肝细胞癌，用于至少经过一种全身治疗的肝细胞癌（HCC）的治疗（有条件批准）
	医院市场销售额	0.03	3.4	8.8

续表

产品	项目	2019 年	2020 年	2021 年 MAT 销售情况
特瑞普利 单抗	医保限制	/	限：既往接 受全身系统 治疗失败的 不可切除或 转移性黑色 素瘤的治疗	1.适用于既往接受全身系统治疗失败的不可切除或转移性黑色素瘤的治疗（有条件批准） 2.适用于既往接受过二线及以上系统治疗失败的复发 / 转移性鼻咽癌患者的治疗（有条件批准） 3.适用于含铂化疗失败包括新辅助或辅助化疗 12 个月内进展的局部晚期或转移性尿路上皮癌的治疗（有条件批准）
	医院市场 销售额	3.3	4.8	5.2
盐酸安罗 替尼胶囊	医保限制	限：既往至少 接受过 2 种系 统化疗后出现 进展或复发的 局部晚期或转 移性非小细胞 肺癌患者	限：1.既 往 至少接受过 2 种系统化 疗后出现进 展或复发的 局部晚期或 转移性非小 细胞肺癌患 者 2.既 往 至 少 接 受 过 2 种 化疗方案治 疗后进展或 复发的小细 胞肺癌患者 3.腺 泡 状 软 组 织 肉 瘤、 透明细胞肉 瘤以及既往 至 少 接 受 过 含蒽环类化 疗方案治疗 后进展或复 发的其他晚 期软组织肉 瘤患者	1.用于既往至少接受过 2 种系统化疗后出现进展或复发的局部晚期或转移性非小细胞肺癌患者的治疗。存在表皮生长因子受体（EGFR）基因突变或间变性淋巴瘤激酶（ALK）阳性的患者，开始本品治疗前应接受相应的标准靶向药物治疗后进展且至少接受过 2 种系统化疗后出现进展或复发 2.用于腺泡状软组织肉瘤、透明细胞肉瘤以及既往至少接受过含蒽环类化疗方案治疗后进展或复发的其他晚期软组织肉瘤患者的治疗 3.用于既往至少接受过 2 种化疗方案治疗后进展或复发的小细胞肺癌患者的治疗（有条件批准） 4.用于有临床症状或明确疾病进展的、不可切除的局部晚期或转移性甲状腺髓样癌患者的治疗（有条件批准）
	医院市场 销售额	20.32	33.9	35.33

续表

产品	项目	2019 年	2020 年	2021 年 MAT 销售情况
甲磺酸阿帕替尼片	医保限制	限：既往至少接受过 2 种系统化疗后进展或复发的晚期胃腺癌或胃 – 食管结合部腺癌患者	同 2019 年	1. 单药用于既往至少接受过 2 种系统化疗后进展或复发的晚期胃腺癌或胃 – 食管结合部腺癌患者。患者接受治疗时应一般状况良好 2. 单药用于既往接受至少一线系统性治疗后失败或不可耐受的晚期肝细胞癌患者
	医院市场销售额	23.93	22.02	21.93
沙库巴曲缬沙坦钠片	医保限制	限：慢性心力衰竭（NYHA Ⅱ～Ⅳ级）患者，首次处方时应有射血分数降低的证据	同 2019 年	1. 以沙库巴曲缬沙坦计 50mg、100mg、200mg，用于射血分数降低的慢性心力衰竭（NYHA Ⅱ～Ⅳ级，LVEF ≤ 40%）成人患者，降低心血管死亡和心力衰竭住院的风险。沙库巴曲缬沙坦钠片可代替血管紧张素转化酶抑制剂（ACEI）或血管紧张素Ⅱ受体拮抗剂（ARB），与其他心力衰竭治疗药物合用 2. 以沙库巴曲缬沙坦计 100mg、200mg，用于治疗原发性高血压
	医院市场销售额	2.6	5.8	11.3

（数据来源：米内网）

小结

能否在医保谈判中获得好价格，是国内研发判断改良型新药是否作为立项方向的关键点。能够突破原有价格体系的改良型新药，通常要做Ⅲ期临床，企业需考虑项目投入和未来定价之间的平衡点。

复盘来看，改良型新药大多是原研厂家面临"专利悬崖"采取的防御策略。其他由非原研厂家发起的改良型新药，则在市场上很少能突破原研的产品格局，除了紫杉醇白蛋白等个别案例。因此，企业布局改良型新药还要考虑原有产品的市场情况，以及产品上市后商业化团队搭建的难易程度。

改良型新药怎么做？难点主要在于：研发出来如何获得医保买单和临床认可，还要面临同质化项目的竞争。预计仿制药技术积累实力雄厚的企业更容易在改良型新药领域有所建树。

第十章　内外资企业申报偏好

董菊红　刘宁　陈雪薇

新化药注册分类落地以来，2 类新药申报热度不减，受理号数量持续增加。截至 2022 年 3 月 18 日，2 类新药受理号累计达 1102 个，其中 928 个为 IND，170 个为 NDA，4 个为验证性临床。

一、受理数量：极速增多后或转缓

分阶段看，2017-2018 年 2 类新药申报刚起步，每年的受理号承办数量保持平稳，均在 100 个上下。进入 2019 年，2 类新药受理号承办数量猛增，同比增幅高达 73%。2020-2021 年继续走高，但同比增幅开始回落，依次降至 55% 与 31%。截至 2022 年 3 月 18 日，2 类新药受理号仅 58 个，申报或出现放缓苗头（图 10-1）。

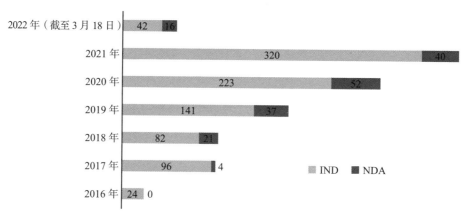

图 10-1　近年 2 类新药受理号承办数量变化
（数据来源：CDE）

进一步来看，近几年 2 类新药总受理号不断走高，主要得益于 IND 数量大规模增加，NDA 数量变化较小。2021 年，2 类新药的 NDA 品种集中于近年刚上市的 1 类新药，且多以 2.4 类进行注册申报（表 10-1）。

表 10-1 2021 年受理的 2 类新药 NDA

受理号	药品名称	注册分类	申请类型	承办日期	企业名称
CXHS2101055	甲磺酸伏美替尼片	化药 2.4	新药	2021-12-17	上海艾力斯医药科技股份有限公司；江苏艾力斯生物医药有限公司
CXHS2101056	甲磺酸阿帕替尼片	化药 2.4	新药	2021-12-15	江苏恒瑞医药股份有限公司
CXHS2101054	环泊酚注射液	化药 2.4	新药	2021-11-24	辽宁海思科制药有限公司
CXHS2101053	注射用苯磺酸瑞马唑仑	化药 2.4	新药	2021-11-17	宜昌人福药业有限责任公司
CXHS2101051	艾司奥美拉唑镁碳酸氢钠胶囊	化药 2.2	新药	2021-11-12	厦门恩成制药有限公司
CXHS2101048	甲苯磺酸多纳非尼片	化药 2.4	新药	2021-10-21	苏州泽璟生物制药股份有限公司
CXHS2101042	盐酸右美托咪定鼻喷剂	化药 2.2	新药	2021-09-29	上海恒瑞医药有限公司
CXHS2101039	注射用醋酸曲普瑞林微球	化药 2.2	新药	2021-09-16	丽珠医药集团股份有限公司；上海丽珠制药有限公司
CXHS2101040	马来酸吡咯替尼片	化药 2.4	新药	2021-09-15	江苏恒瑞医药股份有限公司
CXHS2101041	马来酸吡咯替尼片	化药 2.4	新药	2021-09-15	江苏恒瑞医药股份有限公司
CXHS2101037	示踪用盐酸米托蒽醌注射液	化药 2.4	新药	2021-09-08	深圳华润九创医药有限公司；上海创诺制药有限公司
CXHS2101036	妥布霉素吸入溶液	化药 2.4	新药	2021-09-01	健康元药业集团股份有限公司；深圳太太药业有限公司；健康元海滨药业有限公司
CXHS2101035	复方葡萄糖酸钙颗粒	化药 2.2	新药	2021-08-24	新疆特丰药业股份有限公司
CXHS2101034	他达拉非口溶膜	化药 2.2	新药	2021-08-03	江苏恒瑞医药股份有限公司；江苏豪森药业集团有限公司
CXHS2101033	他达拉非口溶膜	化药 2.2	新药	2021-08-03	江苏恒瑞医药股份有限公司；江苏豪森药业集团有限公司

续表

受理号	药品名称	注册分类	申请类型	承办日期	企业名称
CXHS2101030	依达拉奉舌下片	化药 2.2	新药	2021-07-19	南京百鑫愉医药有限公司；药源生物科技（启东）有限公司
CXHS2101028	盐酸恩沙替尼胶囊	化药 2.4	新药	2021-07-13	贝达药业股份有限公司
CXHS2101029	盐酸恩沙替尼胶囊	化药 2.4	新药	2021-07-13	贝达药业股份有限公司
CXHS2101026	注射用苯磺酸瑞马唑仑	化药 2.4	新药	2021-07-01	宜昌人福药业有限责任公司
CXHS2101025	环泊酚注射液	化药 2.4	新药	2021-06-21	辽宁海思科制药有限公司
CXHS2101017	甲磺酸阿美替尼片	化药 2.4	新药	2021-05-20	江苏豪森药业集团有限公司
CXHS2101005	注射用甲苯磺酸瑞马唑仑	化药 2.4	新药	2021-05-13	江苏恒瑞医药股份有限公司
CXHS2101011	盐酸安罗替尼胶囊	化药 2.4	新药	2021-05-07	正大天晴药业集团股份有限公司
CXHS2101012	盐酸安罗替尼胶囊	化药 2.4	新药	2021-05-07	正大天晴药业集团股份有限公司
CXHS2101010	盐酸安罗替尼胶囊	化药 2.4	新药	2021-05-07	正大天晴药业集团股份有限公司
CXHS2100010	富马酸丙酚替诺福韦片	化药 2.4	新药	2021-03-19	华北制药华坤河北生物技术有限公司，华北制药股份有限公司
CXHS2100007	盐酸美沙酮泡腾片	化药 2.2	新药	2021-02-25	青海制药厂有限公司
CXHS2100006	盐酸美沙酮泡腾片	化药 2.2	新药	2021-02-25	青海制药厂有限公司
CXHS2100005	盐酸美沙酮泡腾片	化药 2.2	新药	2021-02-25	青海制药厂有限公司
CXHS2100004	注射用甲苯磺酸瑞马唑仑	化药 2.4	新药	2021-02-09	江苏恒瑞医药股份有限公司
CXHS2100003	环泊酚注射液	化药 2.4	新药	2021-02-06	辽宁海思科制药有限公司
CXHS2100002	阿达帕林盐酸克林霉素复方凝胶	化药 2.3	新药	2021-02-03	兆科（广州）眼科药物有限公司
CXHS2100001	注射用右兰索拉唑	化药 2.2	新药	2021-01-09	江苏奥赛康药业有限公司

受理号	药品名称	注册分类	申请类型	承办日期	企业名称
JXHS2101074	恩格列净片	化药 2.4	进口	2021-11-17	Boehringer Ingelheim International GmbH；Boehringer Ingelheim Pharma GmbH & Co. KG；勃林格殷格翰（中国）投资有限公司
JXHS2101025	Copanlisib 注射用冻干制剂	化药 2.4	进口	2021-07-09	拜耳医药保健有限公司
JXHS2100012	注射用奥沙利铂	化药 2.4	进口	2021-01-28	赛诺菲（中国）投资有限公司
JXHS2100011	枸橼酸托法替布片	化药 2.4	进口	2021-01-27	辉瑞投资有限公司
JXHS2100009	达格列净片	化药 2.4	进口	2021-01-23	AstraZeneca AB；AstraZeneca Pharmaceuticals LP；AstraZeneca UK Ltd；阿斯利康投资（中国）有限公司
JXHS2100010	达格列净片	化药 2.4	进口	2021-01-23	AstraZeneca AB；AstraZeneca Pharmaceuticals LP；AstraZeneca UK Ltd；阿斯利康投资（中国）有限公司
JXHS2100004	乌帕替尼缓释片	化药 2.4	进口	2021-01-13	艾伯维医药贸易（上海）有限公司

二、申报热度：本土超越跨国巨头

从申请类型（新药/进口）来看，截至 2022 年 3 月 18 日，国产新药受理号累计达 629 个，进口品种受理号累计达 473 个。

从注册分类的结构来看，国内企业与跨国企业差异较大。国内企业 2 类新药申报以 2.2 类和 2.4 类为主，跨国企业主要是 2.4 类。目前，国产新药 2.2 类受理号有 307 个，占比近半；2.4 类受理号有 265 个，占比近四成；进口品种 2.4 类受理号有 399 个，占比高达八成；2.2 类受理号仅 70 个，2.1 类受理号仅 2 个（图 10-2，图 10-3）。

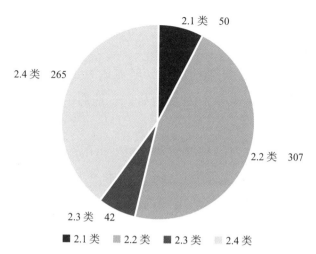

图 10-2 **2022 年国内企业 2 类新药受理号类型分布（截至 2022 年 3 月 18 日）**

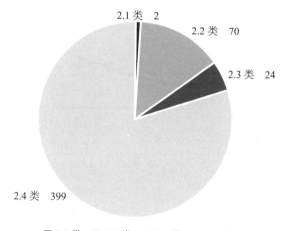

图 10-3 **2022 年跨国企业 2 类新药受理号类型分布（截至 2022 年 3 月 18 日）**

2.2 类新药主要针对新剂型、新工艺等改进，不改变药物的药理活性，主要通过剂型优势体现产品的临床优势，相对比较简单，具有很明确的研发目标。同时，很多改进不需要开展大型临床验证，因为活性成分没有改变，只需要通过 BE 试验证明药动学一致，对成本的要求小得多，符合目前我国企业的需求，申报数量逐年增多。

2.4 类新药申报新适应症，国外申报数量较多。目前申报的药品种类主要集中在肿瘤领域，进口注册基本被辉瑞、礼来、诺华、阿斯利康、勃林格殷格翰等跨国大公司占据。主要原因是：抗肿瘤药物新适应症只会有条件批准某一类别的肿瘤，随着研究更加深入和治疗时间增加，研究人员发现该药对其他肿瘤也有效，从而申报其他适应症，国内的情况也是如此。

2016-2019 年，进口品种的受理号稍多于国产新药，2020 年后国产新药开始反超，2021 年受理号猛增至进口品种的 2 倍多（图 10-4）。这一趋势变化的背后，不仅反映出国内企业在 2.2 类新药领域不断发力，也是我国新药研发实力提升的一个注脚。2020 年起，国产新药 2.4 类申报显著增多，主要由本土药企巨头拓宽创新药适应症拉动，例如恒瑞的阿帕替尼、正大天晴的安罗替尼均进行了大量的 2.4 类申报。

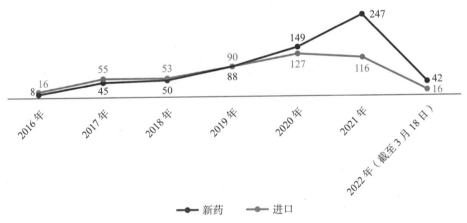

图 10-4 近年新药 / 进口 2 类新药受理号承办数量

三、十强企业：重点品种申报激增

哪些企业申报 2 类新药最活跃？从结构来看，国内企业与跨国企业有所不同。国内 2 类新药受理号 TOP 10 企业，既有恒瑞、正大天晴、石药、齐鲁等药企，也有越洋医药、力品药业这样专注制剂开发技术平台的细分赛道重磅玩家。

　　其中，恒瑞以 105 个受理号"独一档"，正大天晴以 52 个居第二，其后的企业均未超过 25 个。从注册分类情况来看，前三企业 2.4 类申报活跃，尤其是正大天晴，52 个受理号中 2.4 类多达 46 个。越洋医药与力品药业则深耕 2.2 类新药，受理号都只有 2.2 类（表 10-2）。

表 10-2　国内药企 2 类新药受理号数量 TOP10

排名	企业	受理号总数	类型		注册分类			
			IND	NDA	2.1 类	2.2 类	2.3 类	2.4 类
1	恒瑞	105	91	14	8	39	4	70
2	正大天晴	52	40	12	5	0	1	46
3	石药	22	21	1	0	8	0	14
4	越洋医药	17	17	0	0	17	0	0
5	齐鲁	16	5	11	0	13	0	3
6	人福医药	14	11	3	3	9	1	5
7	力品药业	13	11	2	0	13	0	0
8	豪森	12	7	5	0	4	0	8
9	百济神州	11	5	6	0	0	0	11
10	绿叶	10	6	4	0	10	1	0

注：子公司纳入母公司进行统计

　　值得一提的是，恒瑞、石药、豪森、绿叶与百济神州的 2 类新药申报还包括引进国外的产品。如恒瑞的 SHR8058 滴眼液，有两个受理号分别为 2.2 类与 2.4 类；石药的度维利塞，两个受理号均为 2.4 类；百济神州代理的来那度胺与白蛋白紫杉醇，更是占其 2 类新药受理号近半数。

　　跨国药企 2 类新药受理号数量 TOP 10 均是阿斯利康、诺华、艾伯维、卫材、礼来等"熟面孔"。其中，阿斯利康"独一档"，受理号 80 个，诺华以 54 个居第二。上榜企业以 2.4 类申报为主，均无 2.1 类受理号（表 10-3）。

表 10-3　跨国药企 2 类新药受理号 TOP 10

排名	企业	受理号总数	类型		注册分类			
			IND	NDA	2.1 类	2.2 类	2.3 类	2.4 类
1	阿斯利康	80	64	16	0	8	3	69
2	诺华	54	47	7	0	2	11	43
3	艾伯维	32	24	8	0	0	0	32
4	卫材	29	28	1	0	0	0	29
5	礼来	28	19	9	0	1	0	28
6	强生	20	19	1	0	3	2	15
7	拜耳	20	12	8	0	6	0	16
8	罗氏	18	18	0	0	3	0	16
9	勃林格殷格翰	18	12	6	0	0	0	18
10	辉瑞	15	14	1	0	1	2	13

注：子公司纳入母公司进行统计

　　整体来看，拓宽适应症是 2 类新药申报活跃的主要原因之一。尤其是排行榜前列的企业，往往都有正在开发的重点品种。如恒瑞的阿帕替尼有 32 个 2.4 类受理号（2 个 NDA，30 个 IND），吡咯替尼有 12 个 2.4 类受理号（2 个 NDA，10 个 IND）；正大天晴的安罗替尼有 45 个 2.4 类受理号（12 个 NDA，33 个 IND）；阿斯利康的奥拉帕利有 18 个 2.4 类受理号（16 个 IND，2 个 NDA），奥希替尼有 16 个 2.4 类受理号（14 个 IND，2 个 NDA），达格列净有 12 个 2.4 类受理号（IND 与 NDA 各 6 个）；诺华的沙库巴曲缬沙坦有 14 个 2.4 类受理号（11 个 IND，3 个 NDA），BYL719（alpelisib）有 11 个 2.4 类受理号（均为 IND）；艾伯维的 venetoclax 有 18 个 2.4 类受理号（均为 IND）；卫材的 29 个受理号均出自仑伐替尼。

四、热门领域：抗肿瘤药占比最大

从治疗领域分布来看，抗肿瘤药、心血管系统药物、消化系统及代谢药是2类新药比较集中的领域。其中，抗肿瘤药一马当先，尤其在进口品种中，受理号数量占比过半。但与进口品种几乎全是2.4类申报（围绕靶向药拓展适应症）不同，国内品种有相当一部分2.2类申报，主要针对伊立替康、多西他赛、表柔比星、紫杉醇等传统化疗药进行剂型改良（图10-5，图10-6）。

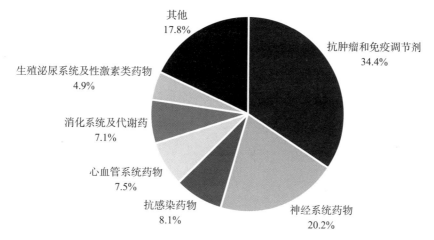

图 10-5　国内 2 类新药主要治疗领域分布

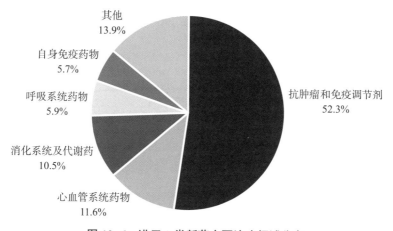

图 10-6　进口 2 类新药主要治疗领域分布

国内品种与进口品种的主要治疗领域分布存在一定差异。例如呼吸系统药物，虽然受理号数量差别不大，但进口品种在该治疗领域的占比不容忽视，这主要得益于阿斯利康、勃林格殷格翰、诺华对复方药物与相关品种适应症拓展的深耕。国内申报品种以 2.2 类为主，聚焦于孟鲁司特、福莫特罗等老药新剂型的探索。自身免疫药物更是一个显著差异点，国内品种受理号刚过两位数，进口品种近乎其 3 倍。值得注意的是，进口品种受理号几乎都来自托法替布、巴瑞替尼和乌帕替尼，这也从侧面反映出辉瑞、礼来与艾伯维抢占国内 JAK 抑制剂市场的布局。

神经系统药物以两成占比成为国内 2 类新药的第二大治疗领域，而在进口品种中该领域并不起眼，这也是国内品种和进口品种注册分类的显著差异。2.2 类新药是国内品种申报最活跃的类别，目前剂型改良品种主要集中在催眠镇静药、麻醉药、抗精神病药、抗癫痫药等，均属于神经系统药物，如右美托咪定、环泊酚、瑞马唑仑、阿立哌唑、利培酮、左乙拉西坦等。抗感染药物在国内品种治疗领域占比高居前三，与其在国内药品市场销售占比居前不无关系。

对成熟品种进行改良是国内 2 类新药申报的重要方向。进一步分析受理情况，可以大致勾勒出当前改良新药的"热点地图"。从申报企业数量来看，新注册分类落地以来，大约 37 个品种有不少于两家企业申报（表 10-4）。其中，多西他赛、紫杉醇、兰索拉唑、伊立替康的申请企业最多，依次是 8 家、7 家、6 家、5 家，涉及恒瑞、石药、绿叶、科伦等头部药企。总体来看，神经系统药物、抗肿瘤和免疫调节剂是成熟品种改良最热门的两大领域，尤其是传统化疗药吸引多家企业布局，改良的剂型主要集中于脂质体、胶束、胆固醇结合型、白蛋白结合型；神经系统药物的热门剂型主要是微球、口溶膜、透皮贴剂等。

表 10-4 申报企业不少于两家的品种

品种	受理号数量	申报企业/机构数	企业/机构	注册分类	涉及剂型	治疗领域
伊立替康	13	5	恒瑞、石药、绿叶、科伦、国家纳米科学中心	2.2 类、2.3 类、2.4 类	脂质体注射液、（纳米）胶束	抗肿瘤和免疫调节剂
瑞马唑仑	12	3	恒瑞、人福、倍特药业	2.1 类、2.4 类	注射液	神经系统药物
利培酮	8	3	齐鲁、帝奇医药、绿叶	2.2 类	微球、口溶膜	神经系统药物
阿立哌唑	8	3	力品药业、齐鲁、丽珠	2.2 类	微球、口溶膜	神经系统药物
孟鲁司特	5	2	贝瑞森制药、齐鲁	2.2 类、2.4 类	口溶膜、凝胶	呼吸系统药物
右美托咪定	10	4	人福、恒瑞、济煜山禾、普锐特	2.1 类、2.2 类、2.4 类	透皮贴剂、鼻喷雾剂	神经系统药物
仑伐替尼	4	2	先声、齐鲁	2.4 类	胶囊	抗肿瘤和免疫调节剂
小檗碱	3	2	邦宇制药上海惠永	2.2 类	无水吞服颗粒、干混悬剂	消化系统及代谢药
米托蒽醌	8	3	石药、华润、上海创诺	2.2 类、2.4 类	注射液	抗肿瘤和免疫调节剂
多西他赛	11	8	石药、科伦、万高药业、贝海生物技术、德立福瑞、众生药业、海特比奥、华铂凯盛	2.2 类、2.4 类	聚合物胶束、白蛋白结合型、自乳化型、不含吐温80 型	抗肿瘤和免疫调节剂
阿比特龙	7	3	和泽医药、万高药业、恒瑞	2.2 类、2.4 类	软胶囊、片剂	抗肿瘤和免疫调节剂
他达拉非	8	5	百利药业、恒瑞、豪森、力品药业、齐鲁	2.2 类	口溶膜	生殖泌尿系统和性激素类药物
妥布霉素	3	2	健康元、斯达制药、太太药业	2.4 类	吸入溶液	抗感染药物
依达拉奉	4	2	百鑫愉医药、优科制药	2.2 类、2.3 类	舌下片注射液	神经系统药物

品种	受理号数量	申报企业/机构数	企业/机构	注册分类	涉及剂型	治疗领域
泊沙康唑	3	2	普利药业、宣泰医药	2.2类、2.4类	干混悬剂、肠溶片	抗感染药物
氨氯地平	4	3	一品红制药、越洋医药、信立泰	2.2类、2.3类	干混悬剂、控释片、片剂	心血管系统药物
苏拉明钠	2	2	康大制药、金丝利药业	2.4类	注射液	抗肿瘤和免疫调节剂
巯嘌呤	2	2	首都医科大学附属北京儿童医院、泽恒医药	2.2类	微片、咀嚼片	抗肿瘤和免疫调节剂
水合氯醛	4	2	鹏康药业、特丰药业	2.2类	糖浆、口服溶液	神经系统药物
吡非尼酮	4	3	越洋医药、康蒂尼药业、康恩贝	2.2类、2.4类	双释片、胶囊、片剂	呼吸系统药物
多奈哌齐	3	2	力品药业、华海药业	2.2类	口溶膜、注射液	神经系统药物
奥司他韦	4	2	东阳光药业、星昊医药	2.2类	缓释片、口崩片	抗感染药物
福莫特罗	3	2	健康元、华众思康	2.2类、2.3类	气雾剂、粉雾剂	呼吸系统药物
兰索拉唑	7	6	奥赛康、盛禾（中国）生物制药、四环制药、碧凯药业、中美华东、赛隆药业	2.2类	注射液、胶囊	消化系统及代谢药
拉莫三嗪	2	2	科信必成、奥科达医药	2.2类	微片、干混悬剂	神经系统药物
奥氮平	4	2	齐鲁、豪森	2.2类	口溶膜	神经系统药物
普瑞巴林	5	2	恒瑞、恩华药业	2.2类	缓释片、缓释胶囊	神经系统药物
氯雷他定	2	2	恩瑞特药业、扬子江	2.2类	口服溶液、颗粒	抗过敏药物
左奥硝唑	4	3	华纳大药厂、石家庄四药、圣和药业	2.1类、2.2类	分散片、胶囊、注射液、片剂	抗感染药物

续表

品种	受理号数量	申报企业/机构数	企业/机构	注册分类	涉及剂型	治疗领域
芬太尼	2	2	可诺医药、人福	2.2 类	气溶胶吸入剂、透皮贴剂	神经系统药物
美洛昔康	2	2	恒瑞、康亚药业	2.1 类、2.2 类、2.4 类	贴剂、混悬注射液	解热镇痛药
噻吗洛尔	2	2	梅尔森医药、奥科达医药	2.2 类、2.4 类	凝胶	心血管系统药物
叶酸	4	2	海纳制药、上海汇伦	2.2 类	注射液	其他
氯喹	2	2	新南方青蒿药业、凯普生物	2.2 类、2.3 类	片剂、凝胶	抗感染药物
紫杉醇	8	7	雷纳药物、谊众生物技术、中国医学科学院药物研究所、天士力、众生药业、扬子江药业、海正药业	2.2 类、2.4 类	胶束、胆固醇结合型、白蛋白结合型	抗肿瘤和免疫调节剂
沙库巴曲缬沙坦	3	2	青木制药、苑东生物	2.1 类	共晶体、片剂	心血管系统药物
阿托品	7	3	博瑞制药、赫尔斯科技、兴齐眼药	2.4 类	滴眼液	眼科用药

注：子公司纳入母公司进行统计，本文统计数据截至 2022 年 3 月 18 日

医保篇

聚势升级　以学术研发为支撑

第十一章　借力经济学评价跨过医保门槛

胡善联

改良型新药介于创新药和仿制药之间，是对已上市药品的改进。这里所谓的"改良型创新"是指在已知活性成分的基础上，改变药物的新结构（酯质、盐类、酸根、碱基、金属元素、非共价键衍生物如络合物、螯合物或包合物），对给药剂型（片剂、胶囊、口崩片、口腔速溶膜、颗粒剂、微粒剂、缓释片、吸入剂、注射剂、凝胶）等进行优化，增加功能主治的新适应症，新复方制剂，采用新处方工艺生产等具有明显临床优势的原料药及其制剂。

一、注册管理：新制剂／新适应症为主

改良型新药是对已有药物品种的二次研发，有助于提高药物疗效，减少给药次数，提高患者依从性，降低副作用，提高安全性，具有投入成本低、失败风险小、经济收益高、生命周期长的特征，临床应用价值明显，已经成为全球新药研发的主流，是国内大量仿制药企业转型升级、创新提质的最佳选择。

自 2020 年新版《药品注册管理办法》出台以来，我国的化学药、中药、生物制品注册分类发生重大的变化。化学药品注册分五大类：1 类为境内外均未上市的创新药；2 类为境内外均未上市的改良型创新药；3 类为境内未上市的原研药的仿制药；4 类是境内已上市的原研药的仿制药；5 类是境外上市的原研药品和改良型药品申请在境内上市，又可细分为 5.1 类和 5.2 类。新版中药注册分类则分为中药创新药、中药改

良型新药、古代经典名方复方制剂、同名同方四大类。其中，改良型中药又可细分为 2.1 类、2.2 类和 2.3 类。从国内注册分类来看，改良型新药的开发整体还是以研发新制剂和新适应症为主。

二、定价方向：疗效溢价或"成本＋利润"

2020 年，国家药监局药品审评中心（CDE）发布《化学药品改良型新药临床试验技术指导原则》，进一步鼓励临床开发。1 类新药是在中国境内外未上市的药品，属于新发现的结构和活性成分，且具有新的药理作用机制，因此属于突破性药物（breakthrough）。而改良型创新并非新发现的活性成分，有的通用名早已列入医疗保险报销目录内，可以认为是 me-too 类药物。但由于改进剂型具有明显的临床疗效，提高了患者用药依从性，也可以认为属于 me-better 类药物，甚至可能是 first-in-class 药物。

以日本新药的定价方法为例。日本厚生省对药物的定价基本采用两种方法：一种是以治疗功能为基础的相似功效的比较方法（similar efficacy comparison method），新药的价格与已经上市的类似药物价格进行比较。如果新药的效果优于（superiority）已有的 me-too 药物，需要加上一个纠正溢价，效用更好的同类药物可有 2.5%~45% 的溢价，市场化较好的药物可给予 1.5%~15% 的溢价，总之，平均可达 10% 的溢价（premium price）；反之，如果效果完全相同，新药的每日价格应该等同于类似药物的每日价格。

另一种是成本加成的定价方法（cost plus method），也就是说，改良型新药的价格（tentative price）可以按生产成本加上药企的利润来定价。上述两种方法定价后，还要按照该新药在国外四个参考国家美、英、德、法的平均价格进行调整，才能确定最后的价格。

三、谈判砝码：功能主治有无重大变化

改良型新药在医保准入时要看其有没有"增加功能主治的新适应症"，若有，则属于增加适应症的谈判。在我国，无论是目录外或目录内"经国家药监部门批准，适应症或功能主治发生重大变化的药品"均需通过谈判才能进入医疗保险药品报销目录。因为改良型新药增加新适应症必然会随之增加医疗保险覆盖的治疗人数，对医疗保险基金会带来重大的冲击影响，所以价格需要重新谈判。

问题在于如何评判功能主治发生"重大的变化"这一标准？如果是属于单纯的剂型改进，有利于儿童口服，则治疗的人群应该不会有太大变动。如果新增的适应症患病人数多寡不一，最简单的方法是根据扩增人数进行量价协议的管理。

改良型新药研究大部分是在理化性质、药物结构或药代动力学方面有所改进。在临床疗效研究方面，往往缺乏临床随机对照试验，即原药物与改良型创新药物的平行对照试验，或者只有单臂试验的结果。这就给改良型新药的经济学评价研究带来一定的困难，只能寄希望于药企在改良型新药上市后收集真实世界研究数据，或是在Ⅳ期临床试验中收集临床资料，提供有说服力的循证依据。

第十二章　结合强健康意愿撑起新药估值

郑德胜

改良型新药是指在已知活性成分的基础上，对其结构、剂型、处方工艺、给药途径、适应症等进行优化，且具有明显临床优势的药品。随着仿制药市场在集采常态化政策影响下利润空间被压缩，缺乏高端创新药品布局的企业逐渐转向改良药，并以此作为突破口。

对这些企业来说，改良型新药属于在已知活性成分上进行改进，因为具有一定的临床基础而可能避免进行完整的Ⅰ～Ⅲ期临床试验，在研发上具有成本和效率上的优势；另一方面，部分改良型新药确实具有增强药效、降低副作用、提高患者的服药依从性等明显的临床优势，理论上能够避开集采中的残酷同质化竞争，在我国愈发注重国产自主自强和创新驱动的大背景下，凭借改良型新药或许能够在细分赛道保持产品相对优势的地位。

尽管改良型新药从理论上看具有发展前景，但只要上市前临床疗效证明的硬性需求不改变，以及现实层面的医保控费进一步强化，改良型新药的少数成功案例注定无法批量复制。

一、优效试验证明临床疗效

从药品上市的路径看，改良型新药需要证明其相对主流疗法的相对价值。在《〈化学药品改良型新药临床试验技术指导原则〉问与答（征求意见稿）》中，强调改良型新药需要通过开展以有效性为主要研究终点的随机对照研究，建立临床疗效优势的证据。

考虑到我国仿制药行业普遍较低的原创性科研水平，大部分企业尚缺乏快速跟随国外成功靶点进行研发的能力，更不用说在全新靶点上进行改良型新药开发，因此大部分产品只可能在改变剂型、给药途径和针对新适应症的复方制剂上下功夫。此类仅为满足上市最低要求的改良型新药一般很难证明具有更好的临床疗效。

从国内外的经验出发，充分的临床研究是证明临床疗效的唯一途径。而高质量的临床疗效证据，必然是来自高质量的临床研究，包括随机对照临床试验和真实世界研究。验证性临床优效试验，同创新药研发一样，是高资本投入、耗时较长且成功率低的领域。对改良型新药而言，大部分产品的疗效可能只停留在纸面上，甚至缺乏实际的临床价值。

仅浮于表面的药物改良或许能够在理论上证明与靶点更高的结合效率，或者更加平稳的血药浓度，但是在临床应用后，相对主流疗法很难体现出显著的疗效优势。这种情况在使用相对较小样本量获批临床的肿瘤治疗领域更为常见。由于事实上不同产品差异非常小，即使是几百例的临床试验因为统计效力过低依然无法确定相对疗效，而大规模试验的巨大成本和失败风险使绝大部分企业不可能有勇气为改良型新药较小的市场开展大规模"头对头"的优效临床试验。所以改良型新药较难证明自己的临床价值，也就难以获得较高的市场认可与支付方溢价，这是亟待解决的现实困境。

二、先发优势决定市场议价

即使改良型新药能够证明具有疗效上的优势，也不意味着能轻易获得市场议价权，因为市场议价涉及到产品的不可替代性。

改良型新药根据其市场定位，可能选择对标已上市产品相同的适应症，或者对新适应症进行开发。药品推广中的先发优势能够带来极强的市场优势地位，即使竞品存在一定的临床优势，只要临床有效性和安全性相对已上市品种不是大到非常显著的程度，比如同类最佳（best-in-class）的程度，后来者的商业推广往往也不能在短期内削弱先发优势。

以罗氏上个世纪上市的重磅药物美罗华为例，这个药品历经20多年市场竞争，即使在国产生物类似药已经上市的情况下，价格依然坚挺。受"一品两规"政策影响，第三个相同适应症的生物类似药即使价格大幅削减，也几乎不可能在业已瓜分殆尽的市场取得像样的销售额，只能在边边角角的医疗市场维持微薄的存在感。

三、专病数据降低研发成本

药品作为一种特殊的商品，临床医师参与患者用药的选择，第三方付费报销部分甚至全部的药品费用，使其定价是一个不同于普通商品的复杂的多方博弈过程。患者的选择权利很大程度上被行政性指令以及代表技术的医生群体所影响。

奥氮平口溶膜特殊的用药人群和较小的预算影响，并不能类比大多数改良型新药的情况。前者通过医保谈判和带量采购已经明确，后者通过DRG/DIP为代表的付费机制改革也会让价格相对低廉的药品在临床中占据更大比重。随着风险分担付费模式在全国正式推行，医院会更加倾向于采用临床标准化诊疗的的模式，把性价比低、容易导致病例费用超标的产品主动调出院内市场。除非改良型新药的疗效非常显著，患者愿意采取自费手段承担产品成本，而这又对产品的差异化销售和渠道运营提出了更高的要求。

构建临床数据库和专病数据库能够用更低成本招募病人，降低研发成本，缩短研发周期，同时采集原研药物真实世界疗效的证据。如果产品能够用临床证据证实，相比对照产品，具有很高的药物效果，较低给药频率下更好的患者顺应性，以及更好的安全性，则必然能够得到药品监管部门的认可，借由自证临床优势申请加快审批，也更可能获得包括医保支付方在内的买单方承认，在市场准入上取得优势地位。

四、优化改良筑牢专利布局

改良型新药的根本问题在于这类通过优化实现的改良缺乏化合物专利的布局，往往只有容易突破的制剂专利，未来一旦参比制剂公布，不再对国内新药进行额外"保护"，少数市场销售成功的改良型新药面临仿制药冲击时会非常脆弱。

创新药研发可用"九死一生"来形容，以改良型新药为代表的优化药物避开现有药物专利，一旦选择了错误位点，结果可能比现有产品更差。以曾经在市场上大放异彩的"重磅炸弹"沙利度胺为例，其左旋异构体与右旋异构体的作用截然不同，前者由于妨碍了孕妇对胎儿的血液供应而具有强烈的致畸性，后者则有中枢镇静作用。

新基公司除了对微改构产品实行专利保护外，同时采用大量涉及衍生物、晶型、伴随诊断等不同适应症专利与周边专利，通过不同专利"家族"的递交，不断延续专利保护期，甚至对患者用药安全保护和给药剂量等都进行了限定，这对于维持改良型新药更短市场独占期的保护，避免仿制药竞争都有很好的借鉴作用。与之类似的，过敏性注射药物 Epipen 中的肾上腺素早已失去专利保护，但是通过保护注射装置的专利，可以有效阻挠仿制产品上市。

五、高昂定价偏离控费方向

相对仿制药显著的临床疗效优势，是获得支付方溢价的必要不充分条件，最终价格归根到底是由支付方的支付能力与支付意愿决定，评价药品商业上是否成功的唯一标准只能是产品的销售额。比如类似精神分裂症的产品，由于患者人群购买力有限，用药目标人群较小而且人数固定，针对此类适应症的改良型新药开发很难产生较高的利润。

在预期经济增速下行与人口老龄化的双重压力下，社保作为维护基本医疗服务的最后一道防线，政府采购与行政化资源配置的色彩将更加明显。我国的医疗支付体系下，商业保险包括城市普惠险，暂时无法支撑改良型药品的过高价格。对于医保来说，"保基本"和"量入为出"是必须长期坚持的原则，"尽力而为"必然与"量力而行"并行，"人人享有"只能是在"人人尽责"的基础上才能够实现。部分临床价值相对较低、可替代性强、高销售额的改良型新药与医保控费的大方向不符，成为消解医保"保基本"政策的滴跑冒漏的薄弱环节。

一些企业开发改良型新药的主要动力是希望借此绕开带量集采的压价政策。以有效成分是一个手性分子的某高血压药物为例，只有其中一个异构体有效。企业通过开发保留有效手性分子的药物，作为改良型新药成为集采药物的替代品。这种现象已经引起了相关部门的高度警惕，此类借助特殊剂量比例的复方制剂或者手性分子绕过集采规则的行为肯定会受到监管，后来效仿者的路也会越来越窄。

医保的支付能力已经到达增长的平台期，随着国家医保目录在全国范围内趋向于统一，破除全国300多个筹资池的碎片化是未来一段时间的工作重点。地方目录增补的口子被堵上后，全国更加均衡化的筹资和支付体系将被建立起来。未来全国将执行统一的医保药品目录、诊疗项目目录、医用耗材目录及相应医保支付标准，地方不得自行制定目录或用变通的方法增加目录支付范围，不得调整限定支付范围。以往因为医疗市场碎片化，创新型改良药品进入两三个省就能够满足企业生存的历史将不复存在，谈判药物遴选标准逐渐清晰，随着省增医保产品逐渐退出，新的退出机制也会出现。医保战略性购买将会从事先规则确定和事后监管角度，通过信息化大数据监管手段，实现全流程的医药行业监管。

六、谈判准入对标原始创新

我国医药产业的发展根本上还是以创新升级为主旋律，医保目录调整与集采规则注定不可能批量为改良型新药企业放水。

以心脏支架手术举例，当支架技术已经成为一项低风险的普惠性手术时，过高的耗材费用实际上成为了维持小部分医生超额收益的手段，如果低风险操作能够换来高回报，那么医院就不一定有动力开展技术升级的工作，或开展高风险的射频消融、主动脉夹层、介入换瓣等高风险手术。

类比改良型新药，企业如果能通过简单的改变剂型、用药模式和同分异构体这样的低风险创新行为取得过高回报，本质上是对奉行高风险颠覆性创新，"零到一"原始创新市场主体一定程度的不公。因此，改良型新药有其存在的价值，但不太可能会成为谈判主力。

单纯的临床未满足需求不一定能支撑起改良型新药的估值，立项需要考虑实际临床需要与高支付意愿的结合点。改良型新药研发不能仰赖医保谈判的特殊渠道，因为谈判准入的渠道是为专利垄断的创新药设计，同时需要做好产品被纳入集采的最坏打算。即使进入医保，改良型新药的价格也不可能与之前相差很大，上市推广还会面临对标产品先发优势的情况。鉴于此，改良型新药需要瞄准慢性免疫性疾病、罕见病、康复辅助治疗等患病群体有较强付费意愿的治疗领域。

尽管改良型新药支付形势整体上不容乐观，但若能满足一些特殊情境，依然会是中小企业脱困的一个机会，破局之道在于从临床实际选择开发方向，建立更加完备的专利保护制度，借助真实世界证据降低研发风险。

第十三章　研析通用名分类争取谈判准入

陶立波

随着我国社会经济的不断发展和改革开放的不断深入，建设科技独立自主的创新型国家已经成为社会各界的共识和追求。这种共识在医药卫生领域尤其重要，2022年初国家工信部、发改委、科技部等九部委联合印发了《"十四五"医药工业发展规划》，其中就明确提出了"加快产品创新和产业化技术突破，促进医药工业发展向创新驱动转型"的宏伟目标，令人备受鼓舞。

不过，理性的思考告诉我们，创新从来就不是一件轻而易举的事情。创新，是在前人未曾达到的领域进行探索，需要在最前沿之处慢慢摸索，逐步改良方得突破，积跬步而至大胜。这个过程需要建立适宜的制度，对逐步改良的价值进行评估，给予市场回报，以支持其持续性发展。

目前，我国基本医保已经成为医药卫生领域最主要的付费方，医保对于医药产品的准入和支付是基于"价值"而展开的，追求以有限的医保资金进行有价值的购买。只有在医药技术创新改良和医保价值购买之间建立合理的制度规则，才能促进我国医药产业健康发展，为民众的医疗保障提供坚实基础。

一、非独家药纳入集采竞价

当前，我国医保对于医药产品，尤其是新药，是基于通用名来进行分类准入管理的。在国家医保局2020年7月颁发的《基本医疗保险用药管理暂行办法》（局令第 1 号）中，第三条明确指出"《药品目录》（《基本医疗保险药品目录》）实行通用名管理，《药品目录》内药品的同通用名药品自动属于基本医疗保险基金支付范围"，在第十二条中则规定"建立《药品目录》准入与医保药品支付标准衔接机制。独家药品通过准入谈判的方式确定支付标准。非独家药品中，国家组织药品集中采购中选药品，按照集中采购有关规定确定支付标准；其他非独家药品根据准入竞价等方式确定支付标准"。

由此可见，我国医保对于医药产品的管理，是在通用名基础上区分"独家药品"和"非独家药品"，然后通过准入谈判和集采竞价的方式定价采购。也就是说，有独到价值的创新产品，可以通过循证谈判来定价，医保支付标准的制定可以体现其独有价值，为创新提供支持。而被界定为非独家创新的产品，则意味着是"泯然众人"的，创新价值微乎其微，只能通过价格竞争进行准入和采购。

2019 年的医保用药目录调整，曾对治疗丙肝的抗病毒（DAA）药物进行竞价准入，各产品之间被认为没有差异而开展价格竞争，获胜者被纳入医保目录，最终准入者价格平均降幅 85% 以上。而从"4+7"开始的国家药品集中带量采购工作，更是通过一致性评价将同组集采药品认定为同质化，通过价格竞争决定中标结果，也同样抹去了具体产品之间的差异性。

因此，在我国的医保准入和采购中，医药产品的创新界定是非常重要的前提。在常规市场运作中，差异化竞争是主流的思路。即使是仿制药，厂商也会通过剂量、规格、包材等方面的设计体现其与众不同，从而获得差异化的定价和推广，这在自费市场是行得通的。但医保是非常严肃、理性的，如果医药产品不能被认定为独家创新，就很难有单独定价的机会，只能参与价格竞争，厂商的差异化努力将难以实现，药品改良也难以获得医保认可和支付。

二、循证评估助力品种分组

在走向突破性创新的过程中，医药产品的进步往往通过逐步改良来积累，需要持续获得市场支持和回报。如何合理评估新医药产品的创新价值，使医保方产生"有价值的购买"，值得深入思考。

目前，我国医保用药的目录准入和集中采购，是按照价值循证机制设计的。目录调整时，医保部门邀请相关领域专家，基于厂商提交的产品数据，从有效、安全、经济、创新、公平等维度，对申请准入的新药进行价值评估。只有那些真正有创新性、临床价值的新药，专家组才会推荐其进入谈判阶段，使之获得价值展示、单独定价的机会。

而在带量集采工作中，管理部门也并不是简单地纳入全部相同或类似通用名的产品，而是经过专家论证，将临床上应用较成熟、可替代的产品，纳入同组竞价。如果医药产品之间存在明显的差异性，其临床价值不可抹煞，管理者也不会武断地将其纳入同组竞价。尤其是地方试点，对于有差异性价值、不适于竞价采购的医药产品，往往采用专家评审和价格谈判以及协商询价的方式集采，为医药产品差异性价格的补偿创造条件。

由此可见，医药产品之间的差异性，如果能通过循证评估，明确揭示其创新价值，就能帮助决策者进行适当分组，便于后期开展合理的定价、准入和采购工作。这方面的规则考量在当前的管理工作中已有框架，在未来则需要进一步改进和完善（图 13-1）。

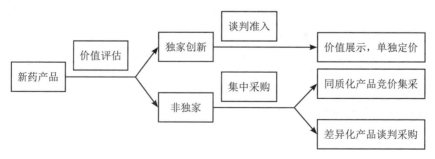

图 13-1　药品集采价值评估规则

三、分类管理考量价值差异

如前所述，我国医保用药管理办法是基于通用名进行分类管理。

对于化学药品，通用名明确可查，且理论上讲，符合质量标准的同通用名药品在安全性和疗效上是等同的，无论原研还是仿制，无论品牌差别。因此对于化学药品，即使厂商对产品进行了差异化设计和改良，也可能被医保管理者归入同通用名竞价采购的范畴。在过去几年的医保谈判准入中，在同通用名产品已经列入医保目录的情况下，很少有改良型仿制药获得谈判准入的机会。

进一步的，相比化学药，生物药和中成药的创新界定和分类管理更为复杂。生物药品虽然也有分子式和化学名，但由于生物大分子的生产、存储、应用方面比较复杂，医学界普遍认为原研生物药和生物类似物并不完全相同，疗效和安全性有差异。因此，将生物制药厂商的改良型药品，直接归类于同通用名处置可能不妥，需要考虑其改良带来的差异化价值。

中成药更是如此，中成药没有明确的分子式，组分复杂多变，原料药产地和成药制作工艺不同，都会导致药品疗效的明显差异。因此，中医药产品简单按通用名分类管理更容易产生争议。

由此可见，虽然通用名管理是目前我国医保用药管理的主流思路，但医药技术和产品纷繁复杂，即使是有明确通用名的化学药品，也存在考量差异化价值的需要，而更为复杂的生物药和中成药，就更需要制定合理的创新界定和分类管理规则了。

对于创新医药产品，无论是突破性创新还是改良性创新，最优的策略都是尽可能创造差异性，通过科学的评估将价值呈现出来，从而获得管理者与专家的认可，获得单独谈判的机会，制定合理的价格进行准入采购。这方面机制的协调和建设，将对我国医药产业的创新发展起到重要作用。

　　笔者建议，改良型新药按简单的通用名分类加入临床价值分类，通过循证评估，明确揭示其创新价值，再划分独家和非独家，能创造独家临床价值的进行准入谈判，享受单独定价，即便是非独家的产品，也希望能通过差异化的临床价值评估，让改良型新药获得差异化定价采购的机会，推动整个产业的转型升级。

应用篇

驭势未来　以临床应用为核心

第十四章　配套政策扶持学科协同

李又欣

现行化学药品注册分类明确要求，改良型新药应具备显著的临床优势，即患者未被满足的临床需求，出发点是为患者带来更多获益。

患者获益可以从有效性、安全性和依从性等方面考虑。在目标适应症中，与已有的标准治疗相比，新药或新的治疗手段能够显著提高疗效；或在保证原有疗效的同时，显著降低当前用药患者的不良反应，或显著提高患者用药依从性。其实，很多时候，改良型新药在有效性、安全性和依从性方面的优势是叠加存在的。

一、立项阶段：临床沟通市场调研

与新药不同，改良型新药的研发需要充分发挥灵活创新的力量。基于立题的新颖或技术上的突破，充分利用现有数据和资源，"四两拨千斤"。尽管改良型新药的研发大方向已经明确，但如何发掘未被满足的临床需求，采用创新的方式和技术解决问题才是关键。

绿叶制药公司的瑞欣妥®注射用利培酮微球（Ⅱ）、罗替戈汀缓释微球、戈舍瑞林缓释微球等项目，就是在充分了解现有上市产品的临床问题以及技术特征后进行的改良，基于创新技术，解决了临床未被满足的需求，为患者带来更大获益。

改良型新药在立项时应该充分考虑是否具有临床优势。如果一个改良型新药在立题时没有充分考虑临床需求，考虑患者需要什么，对新药来说就是一种发展阻力。即使上市，也无法获得预期的患者人群。所以早期立项时，研发人员不能只考虑产品的技术层面，把思维局限在实验室，而应该走出去，在临床与市场中思考，也可以把自己当成拟开发适应症的患者，换位考虑现有治疗还有哪些未解决的问题，哪些地方需要改进。

立项之初要充分调研，包括与临床一线专家的沟通，充分了解某个治疗领域、某种疾病未被满足的临床需求和痛点，现有治疗手段或药物的缺陷。同时，关注市场销售动态，与营销人员沟通，从市场份额和医院需求中发现患者需求。

二、研发环节：政策配套风险管控

改良型新药的处方开发要注意以下问题。

1. 处方工艺开发应基于质量源于设计（QbD）理念。按照改良的思路制定产品的质量目标属性（QTPP）和关键质量属性（CQA）。QTPP 的内容包括改良型新药的详细开发目标，如剂型、规格、给药途径、药代动力学等。处方及工艺研究将以 QTPP 为目标，以对 CQA 的影响程度展开，进行风险评估，对中高风险项进行研究，降低风险并形成控制策略。

2. 在处方筛选和优化过程中，合理采用 DOE 设计的工具程序，可以减少实验次数、提高处方筛选成功率和效率。

3. 考虑 API、关键辅料的可及性。

4. 在处方开发阶段，由于许多复杂制剂体内外相关性差，必要时可进行动物药代实验，提高处方开发的成功率。

5. 重视专利，首先不能侵权，其次要形成自己的专利，让产品具有更长的生命周期。

临床试验可按照 CDE 发布的《化学药品改良型新药临床试验技术指导原则》执行，基于新指南的要求，对改良型新药有效性、安全性、依从性的具体临床设计要区分研究目的而开展。同时基于以往经验，在充分调研和科学论证后，与 CDE 专家充分沟通，简化实验方案，加快研究进度，早日上市。开发改良型新药及时进行动态评估，按照改良思路和目标，评估其可行性，及时发现问题、解决问题。

当前，新的药品注册分类下，开展复杂制剂的工艺改进、填补国内药品空白、增加患者用药可及性等多方面改良在很多情况下难以在临床中做出高效、安全或依从良好的优势，不利于我国高端制剂的工业化进程。

从趋势来看，我国政策以鼓励创新和重视临床价值为导向，未来改良型新药的研发数量肯定会大幅增加。这就要求企业和药审中心把好关，企业不能盲目立项，要基于临床需求，寻找合适的开发方向，规范并提高从 CMC、PCC 到临床的研发能力。当然，药审中心也要及时发布相关指导原则，便于改良型新药的有序开发。

高端制剂的改良新药在一定程度上避免了低水平重复，但释药系统的创新离不开制剂技术、药用辅料、给药装置、制剂设备、检测设备和包装材料的创新，涉及多学科，需要国家从多方面提供整体政策配套和资金扶持，不断推进行业健康有序发展。

三、注册步骤：中美申报同中有异

中美改良型新药法规和注册申报要求有一定的差异。

1. 505（b）（2）范围更广

改良型新药（本文指化药）在我国属于注册分类的第 2 类，要求境内外均未上市，是在已知活性成分的基础上，对其结构、剂型、处方工艺、给药途径、适应症等方面进行优化，且具有明显临床优势的药品。

改良型新药在美国的注册途径可以是 505（b）（1），也可以是 505（b）（2），区别在于新药申请（NDA）是否基于申请人自己的研究数据。505（b）（1）申请指的是支持 NDA 的数据来自申请人自己开展的研究或者获得使用许可的申请，通常适用于第 1 类新分子实体的 NDA，也适用于在上市产品的基础上进行改变的申请（不包括仿制药）。

505(b)(2) 申请指支持 NDA 的数据不是全部由申请人自行研究获得，而是一部分引用了公开发表的文献或者 FDA 已批准新药的 NDA 中的研究内容，并且未获得引用许可的申请。这种申请是美国 FDA 为了鼓励药品研发创新，避免不必要的重复研究。

因此，美国的 505(b)(2) 并不完全等于中国的改良型新药，除了我国注册分类 2 类申报中已经包含的可申报类型，505(b)(2) 申请还包括复方中的活性成分被取代为未被批准活性成分的申请，处方药到非处方药（OTC）的申请，与 OTC 专著（21 CFR 330.11）描述不同的药品申请等情形。

2. 申报需参照 ICH M4

中美 NDA 申报资料应全部按照 ICH M4 人用药物注册通用技术文档的资料要求，以 CTD（通用技术文件）格式进行撰写。

申报资料模块 1 行政管理信息的内容分别由中美药监部门各自根据本国情况制定。例如中国额外要求申请人提供药品通用名核准申请资料、申请人 / 生产企业相关证明性文件等；而美国额外要求申请人提供对儿科临床研究的计划、褫夺声明（debarment certification，即申请人未在研发过程中雇用过任何被美国 FDA 发出褫夺令禁止其从事任何与医药有关的商业活动的个人或组织）、环境声明（即药品生产未对环境造成污染）等。

对于中国要求提交的风险管理计划，美国不要求所有的药物都提交。改良型新药是否提交，通常可以通过查询美国 FDA 的风险评估和最小化策略（REMS）数据库中对原研药物是否有相关要求作出最终决定。

另外，改良型新药通常不是新的活性成分或持有化合物专利的药物，在中国无法申请获得商品名，在美国则可申请。

在申报资料模块3药学研究资料中，最主要的差别在于中国要求在NDA之前完成工艺验证，在NDA时提交工艺验证方案和报告。在美国，NDA时不要求提交工艺验证相关资料，仅需在上市前完成工艺验证即可。

3. 中国必做Ⅲ期临床试验

根据国家药监局药审中心2020年12月31日发布的《化学药品改良型新药临床试验技术指导原则》，中国的改良型新药必须具有临床优势，即在目标适应症中，对比已有的标准治疗，改良型新药可显著提高疗效；或在保证疗效的同时显著降低当前用药患者的不良反应或相关风险；或显著提高患者用药依从性。总体来说，为了证明临床优势，开发改良型新药往往需要开展Ⅲ期临床研究获得支持上市的临床数据。

美国FDA对于按照505（b）（2）注册途径的药品临床研究，遵循个案分析（case-by-case）和递进式的原则，如获得与参比制剂系统暴露可比的前提下，可以免除后续全部/部分的临床研究；如生物可用性/生物等效性（BA/BE）桥接试验不足以支持上市，则需要开展其他试验，如食物影响试验、药物相互作用试验、对肝肾等器官损伤的影响试验、合适剂量范围评估试验或纳入群体药代动力学分析的Ⅲ期临床研究，以揭示年龄、性别、体重等变化对改良型新药的系统生物利用度的影响，但并不要求临床优势。

四、展望未来：机遇空前优胜劣汰

当前，在需求端、政策端和技术端三大驱动因素下，改良型新药面临前所未有的发展机遇，将是中国新药研发的未来趋势。一方面，目前国内做1类新药的企业毕竟是极少数，另一方面，改良型新药对已上市药物进行再创新，满足临床需求，实现增效减毒、提高患者顺应性、提升产品内在质量、优质产品服务临床。

新医改致力于解决我国医疗水平不高的问题，国家出台优先审评批、一致性评价、上市许可持有人制度等政策，对医药行业影响巨大。优质、临床价值高的药品受政策影响脱颖而出，低门槛、高重复、质量不过关的药品面临淘汰。我国医药行业将迎来企业优胜劣汰，朝着高质量和高技术的方向发展。

1. 引领治疗领域深刻改变

近年来，在研改良型新药的适应症领域发生了较大变化。过去在研改良型新药的适应症通常在精神分裂、疼痛、多动症、帕金森、癫痫等精神神经领域以及眼部疾病领域，高血压、心血管疾病等慢病领域也有改良型新药上市。改良型新药逐步向癌症和孤儿药方向发展，糖尿病改良型新药的在研数量也明显增多。

2. 推动制剂技术持续进步

前期一直在强调改良要有临床优势，解决现有产品存在的临床问题，要想实现这一点，制剂技术是至关重要的因素。现在，关于微球、脂质体等技术已有多款相关产品上市，国内技术逐步向国外先进看齐，精准靶向制剂和细胞内递送制剂也在逐步成熟，相信随着制剂技术的进一步发展以及对患者临床需求剖析的逐渐深入，未来改良型新药必将给临床医生带来更好的选择，造福病患。

3. 促成载体辅料自主自产

对缓控释制剂而言，载体材料也非常关键。如微球所需的 PLGA，现在布局这个方向的企业只能使用国外供应商的辅料，质量无法得到很好控制，导致最终生产的制剂产品质量难以把控。所以关键辅料自研自产，对改良型新药研发企业而言，是重要的一环。

4. 开辟多种途径精益改良

如果只是单纯改良药物传输系统（DDS），不具备新活性成分

（API）合成及改进优势，则空间比较受限，难以达到预期的市场规模。理想的改良型新药研发平台，应具备新药临床研究能力，有新 API 的合成及改进能力，有多种 DDS 技术手段的一体化平台，进行多途径改良，才能打造前沿化的创新研发体系，满足临床需求。

第十五章　老年人群用药私人订制

汪芳

2016 年，原国家食品药品监督管理总局发布实施《化学药品注册分类改革工作方案》，重新定义新药和仿制药的概念。新药指中国境内外均未上市的药品，分为创新药和改良型新药，新药强调"全球新"。改良型新药指在已知活性成分的基础上，对其结构、剂型、处方工艺、给药途径、适应症等进行优化，且具有明显临床优势的药品，强调"优效性"。

改良型新药类似于美国 FDA 注册分类中的 505(b)(2)，与原创药相比，具有研发周期短、风险低、投入少等优势，已成为全球新药研发的主流。以美国为例，每年新药获批上市的药品中有半数或超过半数为改良型新药。

改良型新药分为以下 4 类。

2.1 类改良型新药为结构改良，改良后应具备明显临床优势，如光学异构体增强生物活性、降低毒副作用，成酯改善药物的稳定性及延长半衰期，成盐增加药物的溶解度等。

2.2 类改良型新药为剂型改良，新剂型如纳米制剂、缓控释制剂临床优势主要体现于能改变药物的体内药代动力学行为，重点突出提高患者顺应性（如注射改为口服）和提高生物利用度（黏膜途径给药提高口服易降解药物吸收的速度和程度）。

2.3 类改良型新药为含有已知活性成分的新复方制剂，具有明显临床优势。

2.4 类改良型新药为已知活性成分的新适应症的制剂，属于老药新用，应重点关注作用机制的特点及安全性评价。

这四类改良型新药的监管期在 3~4 年不等。

一、应对心血管病使用范围

改良型新药在高血压、冠心病等心血管疾病中的应用比较多。例如人体血压存在一定的节律，一般是"两峰一谷"，但每位患者的峰值、谷值时间不同。最理想的状态是，药物的释放能维持一个长时间稳定合理的血药浓度，又能更好地控制峰值，使患者血压在一天中保持平稳状态。

很多降压药存在半衰期短的问题，一天需要服药 3~4 次，影响病人的依从性，且容易造成血压波动，临床希望后续的剂型改良着重关注延长药物释放时间。例如硝苯地平控释片，以往高血压患者一日需服用常规剂型 3~4 次，个别患者甚至需要 2 小时服药一次，很容易发生漏服情况。硝苯地平控释片上市后，患者每日仅需服药 1 次。该药通过外膜的激光打孔技术，实现硝苯地平有效成分的平稳释放。

心绞痛患者需要及时服用硝酸甘油舌下含片，以快速起效治疗病情发作。单硝酸异山梨酯缓释片可以避免快速释放有效成分影响血压波动，又能定时释放有效成分防治心绞痛，避免耐药。

同时，临床医生需要各种仪器协助诊治患者。非诺贝特是降低甘油三酯的一线用药，水溶性差是限制其临床应用的主要因素。1993 年，非诺贝特普通片剂首次上市，生物利用度较低，用量为 200mg/d。为了提高生物利用度，各大制药公司不断改良，2004 年和 2005 年纳米晶制剂成功研制，显著提高了非诺贝特的生物利用度，用量降低至 145mg/d 或 160mg/d；2006 年上市的非诺贝特脂质硬胶囊，生物利用度与纳米晶制剂相当，用量为 150mg/d；2007 年固体分散技术进一步提高了非诺贝特的生物利用度，用量降至 120mg/d；2008 年 Abbott 公司上市非诺贝特缓释胶囊，用量为 135mg/d。

对药物适当改良，有望提高患者服药的便利性、降低副作用。例如不同个体血压升高的时间点存在差异性，有的在白天固定点升高，有的则是晚上。因此，降压药在特定时间段精准释药是后续改良的重要方向，但目前还没有出现能满足此项需求的药物。又如调血脂药，有些会对胃肠道产生刺激作用，如果能有复方制剂，既能降低药物副作用又能提升药效，则能大大提升患者的依从性。

二、注重复方制剂临床评价

随着人口老龄化加剧，改良型新药的优势更加明显。复方制剂能够在一定程度上减少用药量，提高依从性和减少未知的不良反应，减轻患者的心理负担。但老年人服药种类多，药物之间是否发生相互作用尚不明确。因此，研发复方制剂，首先要了解两种药物会发生怎样的化学反应，经过人体代谢后，会不会影响疗效和安全性，通过临床应用进一步观察真实世界状况。降压常用药复方降压片（0号）由老药组成，副作用较多，限制了临床应用，缺少循证医学证据证明其长期使用的安全性，不应作为一线降压药应用，但目前该药在基层应用十分广泛。因此，研发企业可在已上市、安全性、疗效明确的五大类药物中组方，加用抗血小板聚集药或调脂药，做成复方制剂，让医患有更多组合选择，有助于患者长时间服药，迎来心脑血管疾病治疗拐点。

复方制剂临床评价，首先设置单方制剂对照组，证明复方制剂的疗效优势，或者至少疗效与单方制剂一致；其次证明安全性，即复方制剂比单方制剂更安全。例如降压药，市面上有传统的复方降压片、降压0号，还有现代的缬沙坦氢氯噻嗪片、缬沙坦氨氯地平片等。单药治疗效果不佳，如缬沙坦单方治疗不达标，医生考虑使用缬沙坦氨氯地平复方制剂进行治疗。

因此，研发者可以根据临床需求、药物应用期待和药监部门要求有针对性地设计药物，只要证明疗效比单方制剂更好、更安全，就能验证出疗效并进行临床应用。例如收缩压＞160mmHg、舒张压＞100mmHg的高血压患者，医生可给予复方制剂治疗。

三、聚焦改良新药研发方向

改良型新药需求很广。目前，降压药有五大类，可谓品种充分，但怎样将药物精准应用到不同病情的患者身上，还需要进一步探讨。例如缓释片如何实现定点定时定量释放，需要精湛的制剂技术。

提高制剂水平是研发者未来需要关注的方向。比如激光打孔技术，这是德国拜耳公司非常经典的技术，可以保证药物在 24 小时内均匀释放，技术含金量高，但在国产药中的应用不多，打孔不均匀，药物就不能实现真正意义上的缓控释放。控制药物的释药时间和成分比例对企业的研发技术条件提出了更高的要求。

在现有药物基础上，结合临床患者需求和普遍用药问题，对药品外包装、释药方式、给药途径进行改良，研发针对疾病特定设计的复方制剂，可以保证安全性，提升疗效，同时减少不良反应。

改良型新药对已上市药物进行再创新，满足临床需求，具有临床迫切性，其分子结构不变，而且在市场上已被验证成分有效。在法规允许的前提下，改良型新药可以引用已批准药物（被改良的药物）的安全性及有效性数据，或引用已发表的文献支持自身研发。2020 年，国家药监局药审中心发布《化学药品改良型新药临床试验技术指导原则》，在此基础上，业内希望能出台更多政策支持，既鼓励创新，又能避免不必要的重复试验。

第十六章　缓控释再开发扬长避短

孙宁玲

剂型改良的优势主要是药效提高、稳定，不良反应减少，临床常见的研究实例如下。

一、对症药物改善治疗效果

在心血管疾病方面，目前针对高血压的治疗手段多倾向于谷峰比值（tpr）＞50% 的药物，通俗来说，就是服药后可以在体内缓慢崩解、释放，发挥作用，便于延长治疗时间。比如缓释制剂氨氯地平的血浆半衰期较长。又如拉西地平是一种长组织半衰期药物，可随着剂量增加，疗效呈线性提升，是一级药代动力学特性的剂型。服药后药物立即释放到血液中，又很快进入组织，缓慢地发挥作用，可以延长分布半衰期，不断释放药物叠加治疗效果，维持后期疗效。

硝苯地平控释片等控释制剂，可以减少血压波动，保证药物持续进入人体的同时，可以在消化系统均匀定时释放，属于零级药代动力学的剂型。此外，缓释和控释技术结合的美托洛尔缓释片，由无数微粒组成，早晚不同时间点释放一定比例的微粒数发挥作用，患者服用一次就可以保证一天的疗效，是一种基于剂型改变而形成疗效好、副作用低的长效药物。

研发组织半衰期长的药物，比如拉西地平，服药后药物立即释放到血液中，又很快进入组织，缓慢地发挥作用，这样可以延长分布半衰期，不断释放药物叠加治疗效果，维持后期疗效。

二、改良产品突破剂型瓶颈

胃肠蠕动快、激惹腹泻腹痛的患者，控释剂型药物恒速释放，肠激惹时，药物进入体内后，由于肠蠕动加快，药物还没有释放就被快速排泄出去，从而失去治疗作用，因此这类患者不适合服用控释片类药物，临床中需要根据患者的个体差异给予不同剂型，着重在克服生理屏障机制、病灶部位释药机制和定量方法等方面加强科技攻关，为患者提供安全、高效、质优的高端创新药物制剂。

改良型新药研发时可考虑解决目前的剂型瓶颈。如阿斯利康研发的倍他乐克缓释片（琥珀酸美托洛尔缓释片）是一种由数亿微粒构成的控释制剂，口服后以零级速率释放药物可长达 20 小时，后 4 个小时以一级速率释放，血药浓度稳定、峰谷波动微小，释药规律的重现性和一致性良好，且药片可分割使用，在胃肠道全程中都能稳定吸收，胃肠液体经控释膜渗入后，膜内药物立即开始溶解并释出至膜外，供机体吸收。只要膜内存有尚未溶解的药物，能够形成饱和溶液，就能维持恒定的药物释放速率，不受进食或胃液 pH 等影响。使用方便、减少不良反应且提高了治疗效果。

三、科学施策减少不良反应

硝苯地平常释片服用 2~3 个小时后达到很高的血药浓度，疗效显著的同时也增加了不良反应，即使这个药物变为缓释剂型使半衰期延长，但瞬间的血药浓度峰值会使病人服用后出现明显的不良反应。利尿剂亦是这样，峰值越高，剂量越大，不良反应（低血钾）发生暴露的也越多，如果改用控缓释制剂，延长血药浓度达到峰值的时间，控制药物的血药浓度区间，降低药物副作用，有助于提高患者的依从性。

辛伐他汀和阿托伐他汀是高脂血症患者的临床常用药物。辛伐他汀属于第 1 代他汀药物。阿托伐他汀是第 3 代升级版，调脂强度、药物作用时间和性价比都更胜一筹。同等剂量下用药，阿托伐他汀可以使血脂水平下降 50% 以上。就药物半衰期来说，辛伐他汀为 3 小时，阿托伐他汀可长达 14 小时。医生一般建议，服用辛伐他汀应在晚餐时服用，吸收效果更好，可以有效避免夜间胆固醇合成活跃影响健康。阿托伐他汀则不受进食和服药时间限制，只要每天在固定时间段服用，就能起到很好的药效。

但"是药三分毒"，他汀类药物也不可避免，所以不会使用过高剂量，避免引起胃肠道不适、头晕头痛、肌肉疼痛及血糖代谢异常等不良反应。目前，调脂药领域有关改良剂型的相关药物研究较少，后续可以联合临床专家及研究人员共同开发新剂型，力求改善上述不良反应。

钙离子拮抗剂（CCB）的血浆半衰期延长后，由于扩血管的作用容易产生水肿，个体差异导致药物代谢程度、不良反应的发生不同，当然也有个别患者是因为药物基因组代谢出现问题，所以临床上会为患者提供药物基因组学的检测，以实现比较精准地给予治疗方案。

第十七章　项目整体规划产学结合

金华

改良型新药一般是在已知药物活性成分的基础上，对其结构、剂型、给药途径和适用范围等进行改良优化，使之具有一定临床优势。具体而言，改良新药可以是原料药改良、剂型改良、复方制剂改良或增加新适应症改良等。从临床角度，给患者的治疗带来益处是改良新药的主要目的，主要体现在能否提高临床疗效、降低副作用、改善患者依从性和扩大适应症等方面。

和原创新药相比，改良型新药在研发成本、产品批准上市成功率和临床应用周期等多方面都有较大优势。原创新药从Ⅰ期临床到批准上市，平均只有 7%~8% 的成功率，但改良型新药的上市成功率可达 24% 左右，是原创新药的 3 倍。基于这些原因，改良型新药的开发越来越受到各国的广泛关注和重视，尤其在原创新药研发技术和条件较为欠缺的国家。

一、研发团队整合临床专家

近年来，改良型新药已应用于几乎所有疾病的临床治疗领域，不少创新药上市后在临床应用中发现和其他药物联用可以增强疗效，或原创药存在一些明显的不良反应，临床医生常联合应用其他药物来减少或抵消其副作用。

此外，有些原创药，患者需要每天多次服用，更换为缓释剂后，能降低服用频率，有利于提高患者依从性，改善临床疗效。改良药物代谢释放的缓释制剂都是改良型新药可以探索的方向，研制成功后会进一步满足患者需求，给临床治疗带来实质性益处。

目前，临床用得最多的改良新药主要是单一药品不同剂型的改良。一种药物可以制备成多种剂型，药理作用相同，但给药途径不同，也会导致临床功效差异。根据药物的性质和患者的治疗目的，选择合理的剂型和给药方式。适宜的剂型在发挥药效、减少副作用、提高患者依从性方面具有重要的作用。

口服片剂仍是患者接受度最高、临床应用最广泛的药物剂型之一。在单一口服药的基础上，经过不断改良制备成多种制剂，根据不同的给药途径，扩大患者适用范围，可以产生不同的临床功效。

不断改良的抗精神病药利培酮（risperdal）就是成功案例。利培酮属于第二代非典型抗精神病药，应用广泛，主要治疗精神病兼有镇静、催眠、抗焦虑等作用。强生公司在 1992 年上市利培酮口服片；1996年增加口服液；2002 年出产利培酮的长效针剂（risperdal consta），每两周注射一次，针对很多精神病患者出院后不愿吃药和依从性差的问题，长效注射适合后续治疗；2003 年研制出类似舌下含服的口崩片，便于迅速起效、控制病情；2006 年又研发出利培酮代谢产物的缓释制剂药 invega；2013 年进一步改进缓释制剂的服药周期，从 1 天 1 次延长至 1 月用 1 次（invega sustenna）；2015 年改良到 3 个月用 1 次（invega trinza）。利培酮的剂型改良，进一步扩大临床适用范围，满足患者需求，又不断延长产品专利期，为制药公司带来丰厚利润，可谓"一举两得"。

由此可见，改良型新药研发需要临床专家深度参与，结合以往的临床经验案例，总结出未被满足的临床需求，对已有药物持续改进，为药物改良指明研发方向。这需要药企具有一定的前瞻性目标定位，整合研发团队和临床专家，进行整体规划和提前布局。

二、院企合作探享多元模式

需要指出的是，单一药物的剂型优化改良虽然可以扩大应用范围，延长产品周期，但由于药物成分和作用机制基本相同，剂型改良后的总体药效和不良反应与第一代口服药相比，大多并无显著区别。

即使剂型改良成功的利培酮，其后几代改良剂型产品与第一代片剂相比，总体疗效和常见副作用，如代谢改变和体重增加等并没有出现质的区别，这是单一药物剂型改良的局限性。因此，在提高疗效和减轻副作用方面，复方新药比单一药物的剂型改良更有发展前景。

虽然改良型新药前景广阔，但要满足临床和患者需求，药企必须和临床专家合作，建立研发团队，实现共赢。从临床角度探讨如何使改良型新药进一步提高疗效、降低副反应，改善患者依从性、扩大适用范围等。至于临床专家如何与改良型新药企业沟通合作，目前还没有特定模式。但建立良好的合作关系，对药企确定改良型新药的研发方向至关重要。

只有临床专家才能真正了解临床和患者的需求缺口和现有治疗缺陷，以及可进一步改良的方向。以精神医学领域为例，哪种类型的精神病患者治疗需求较大？现有抗精神疾病药物中，针对某种特定精神障碍，哪些药治疗效果最好？产生什么样的特殊副作用？患者的接受度、服用依从性如何？临床专家进行全面综合分析后，就不同药物如何组合、分别有哪些优缺点、作用机制等提供专业评判，筛选研发重点和目标，才能满足临床和患者的需求。

另外，从改良新药立项到临床试验设计及后期申请注册等，借助临床专家的经验和前沿临床试验方法，企业可以少走很多弯路，提高开发成功率。随着中国对改良型新药这一创新路径的高度重视和政策支持，国内创新型医药企业加紧布局促进产业转型升级。如越洋医药一直专注于固体口服缓控释新药这一细分领域深耕细作，通过对临床专家的经常性咨询了解未被满足的临床需求，结合公司原创的缓控释技术，研发国内外未上市的口服缓控释新药，这种合作模式很有价值。

第十八章　医保控费路径降本增效

何如意

随着新版《药品注册管理办法》实施，国家药品监督管理局组织制定《化学药品注册分类及申报资料要求》，明确指出改良型新药"指在已知活性成分的基础上，对其结构、剂型、处方工艺、给药途径、适应症等进行优化，且具有明显临床优势的药品"。

1984 年，美国国会通过了《药品价格竞争和专利期修正案》（Hatch-Waxman Amendment），在 FD&C 法案中增加 505（b）（2）和 505（j）章节。505（j）就是我们所熟知的仿制药 ANDA 申报途径，要求与参比制剂在活性成分、使用条件、给药途径、剂型、规格的标签一致，需要保证与参比制剂等效。

一、鼓励创新思维灵活申报

在仿制药竞争越来越激烈，全球新药研发失败率越来越高，开发新靶点的全新化合物越来越困难的情况下，改良型新药成为越来越多企业的选择。虽然国内改良型新药的监管要求和美国 FDA 505（b）（2）路径存在一些差别，但保证药物安全性和有效性都是研发基础，能否完善未被满足的临床需求决定了产品上市后的市场表现。

事实上，美国药品监管部门设置的 505（b）（2）申报路径并没有降低审评注册门槛，而是为了避免企业浪费时间和资金，重复已经做过的临床试验。相对于已经批准的药物，新药物如果只是改变给药途径、剂型等，安全性和有效性已知，因此规定通过 505（b）（2）途径申报的药物可以借用已审批药物的资料，也可以参考文献资料。

简单来说，505（b）（2）旨在鼓励药品研发的创新，在保护已批准药品的专利和专营权的同时，不要求提供那些关于某种药品已知验证结果的重复性研究。

因此，与ANDA相比，505（b）（2）途径允许申报产品有更大的灵活性，允许为新化学实体、新剂型、新给药途径、新规格、新适应症或新配方。如果证明改良药物与参比制剂生物等效，可以借用FDA对参比制剂的安全性和/或有效性的相关证据，不需要重复开展临床试验获取数据，只需提供该产品具有与所依据的参比制剂相同的生物等效特性，如C_{max}和AUC在80%~125%。

二、生物等效研究贴近价值

对于505（b）（2）申报路径，美国FDA在监管方面对临床优势的审批把握比较宽松，以改剂型的药物研发为例，与口服常规片相比，口崩片的临床价值更胜一筹，因其可以解决患者吞咽困难问题，申报审批时无需提供额外临床试验。剂型方面，从1天2~3次速释片优化到1天1次的缓释片也无需提供额外试验，因为减少服药次数可提高患者用药依从性是得到普遍认可的临床价值。这类产品一般通过证明生物等效性，借用已知安全性和有效性的方式在美国快速上市。

反之，如果企业对于药物通过改剂型（如改为口崩片），主张提高药品生物利用度可以增加疗效或降低不良反应，在FDA申报时就会要求补充额外的临床试验证明相关结论。从提高生物利用度这个角度出发，想要做出更优的疗效性和安全性存在很大难度，因为药品的量效关系已经进入平台期。对企业而言，改良型新药/505（b）（2）需要特别注意对"临床价值"的思考。

比如奥美拉唑作为PPI（质子泵抑制剂）市场销售非常广泛，以往美国FDA已批准多个PPI缓释制剂，由于PPI在低pH值（高胃酸）

的情况下会被降解破坏，这些药物的表面都会附加一层保护膜，只有 pH ≥ 7 才会释放。

如何改善上述现象？既然是抑制胃酸的药物，相对于缓释制剂，速效剂型更具临床价值，只需 t_{max} 检测，无需临床试验证明，zegerid 应运而生。它是一款含有碳酸氢钠的奥美拉唑速释制剂，可以提高胃液 pH 值，保护奥美拉唑免受酸降解。

设计思路是怎么样的？胃酸破坏 PPI，就在配方里加上碳酸氢钠，溶解后中和胃酸，促使 PPI 在胃部吸收，快速起效。基于 505（b）（2）规定，企业提供 zegerid 的药代动力学和药效学数据，借用 FDA 批准的奥美拉唑肠溶胶囊 20mg 有效性数据和 40mg 产品的安全性数据，即可支持 zegerid 20mg 快速上市。

三、紧抓核心诉求降低成本

改良型新药和 505（b）（2）新药的批准路径有其特殊性，需要申请人主动与监管部门沟通，预估递交文件中需要借用（减免）数据的数量，并得到监管机构认可，尽量减少产品审评审批的不确定性，确保审批进程顺利。

在优化审评审批机制方面，国家药监局借鉴美国 FDA，建立沟通交流制度，发布《药物研发与技术审评沟通交流管理办法》，规范和鼓励申请人与药审中心沟通交流。可以预见，临床价值高的药物会因招采和医保支付激励脱颖而出，临床无优势的药品将面临淘汰。

高昂药价带来的用药压力是当前中国面临的重要问题，政府部门在思考如何更好地控制药品价格。降低药价首先要降低药品的开发成本，成本降不下来，价格自然难以调低。

505（b）（2）法规提供了一条资金花费较少和更快的新药研发途径，对于在仿制药研发方面有经验的生产商而言，该途径可能特别具有吸引力：主要优势在于允许申请方依靠（至少部分依靠）FDA 对之前批准药

品安全性和 / 或有效性的认定，并因此减少批准所要求的临床试验数；另一优势在于，通过505(b)(2) 途径申报的产品拥有为期3~5 年的市场专营权，专营权长短根据对参照药品改变的程度和新药申请（NDA）包含的临床数据类型而定。

当前，中国医药企业国际化，"出海"的声音越来越多。505(b)(2) 路径也是一条很好的走出国门、迈向世界的创新道路。

无论是中国的改良型新药，还是美国的 505(b)(2) 路径，都不能为了做而做，要把握核心，在满足临床需求的基础上，省钱，省时间，用较低的成本开发药物。

第十九章　降压药新剂型量增价高

张建忠

2022 年 3 月 14 日，CDE 发布《〈化学药品改良型新药临床试验技术指导原则〉问与答（征求意见稿）》，针对改良型新药临床研发中的 8 个共性问题给予解答，涉及提高药品的有效性、安全性和依从性三个方面，帮助企业加深理解 2020 年底发布的指导原则中具体技术标准和审评原则。

改良型新药在我国的注册分类属于第 2 类，要求境内外均未上市，是在已知活性成分的基础上，对其结构、剂型、处方工艺、给药途径、适应症等进行优化，且具有明显临床优势的药品。简而言之，2.1 类是改晶型（含成盐成酯等）、2.2 类为新剂型、2.3 类是新复方制剂、2.4 类为新适应症。本文主要分析降压药新剂型和复方制剂的市场格局。

一、国家集采增进民生福祉

PDB 数据库显示，心血管系统用药大类中有 7 个治疗小类属于降压药范畴，在 2021 年，样本医院降压药销售额 74.80 亿元（心血管系统用药的放大倍数为 4.11，则放大至全国公立医院购药金额为 74.80 × 4.11 约为 307.43 亿元，下同）。

过去 5 年数据显示，2019 年样本医院销售额达最大值，为 83.16 亿元。而 2020 年销售额有较大降幅且销售数量也略微减少，估计是新冠疫情带来的影响，直至 2021 年，销售数量已经超过 2019 年的峰值，但销售金额只有 2019 年的 90%，说明部分降压药进入国家集采后，量升价跌的趋势更加显著。近 5 年的平均价格总体是下降的，2020 年和 2021 年的平均价格下降得更明显（表 19-1）。

表 19-1　2017-2021 年样本医院心血管系统用药销售额和销售数量

年份	治疗大类	治疗小类	销售金额（元）	数量	单价（元）
2017	心血管系统用药	β 受体拮抗剂	1,025,127,082	574,870,754	1.78
2017	心血管系统用药	其他降压药	332,733,659	55,286,413	6.02
2017	心血管系统用药	利尿剂	339,413,254	391,376,282	0.87
2017	心血管系统用药	复方降压药	1,157,209,460	238,884,960	4.84
2017	心血管系统用药	血管紧张素 II 受体拮抗剂	1,709,151,179	445,773,407	3.83
2017	心血管系统用药	血管紧张素转换酶抑制剂（ACEI）	484,099,194	182,272,800	2.66
2017	心血管系统用药	钙拮抗剂	2,477,659,450	876,836,320	2.83
2017		合计	7,525,393,278	2,765,300,936	2.72
2018	心血管系统用药	β 受体拮抗剂	1,089,105,016	604,550,610	1.80
2018	心血管系统用药	其他降压药	391,037,528	55,620,014	7.03
2018	心血管系统用药	利尿剂	370,393,271	397,024,264	0.93
2018	心血管系统用药	复方降压药	1,216,107,349	251,463,069	4.84
2018	心血管系统用药	血管紧张素 II 受体拮抗剂	1,756,869,723	467,978,006	3.75
2018	心血管系统用药	血管紧张素转换酶抑制剂（ACEI）	471,368,889	171,392,309	2.75
2018	心血管系统用药	钙拮抗剂	2,547,669,577	895,987,258	2.84
2018		合计	7,842,551,353	2,844,015,530	2.76
2019	心血管系统用药	β 受体拮抗剂	1,220,460,259	661,036,962	1.85
2019	心血管系统用药	其他降压药	500,361,712	58,731,929	8.52
2019	心血管系统用药	利尿剂	464,035,680	424,206,946	1.09
2019	心血管系统用药	复方降压药	1,380,989,896	285,035,393	4.84
2019	心血管系统用药	血管紧张素 II 受体拮抗剂	1,736,843,748	534,646,569	3.25
2019	心血管系统用药	血管紧张素转换酶抑制剂（ACEI）	447,944,906	168,013,779	2.67
2019	心血管系统用药	钙拮抗剂	2,564,899,958	977,449,943	2.62
2019		合计	8,315,536,159	3,109,121,521	2.67

续表

年份	治疗大类	治疗小类	销售金额（元）	数量	单价（元）
2020	心血管系统用药	β受体拮抗剂	1,162,305,632	655,311,555	1.77
2020	心血管系统用药	其他降压药	562,686,453	54,686,366	10.29
2020	心血管系统用药	利尿剂	411,262,975	393,606,026	1.04
2020	心血管系统用药	复方降压药	1,512,625,822	322,100,978	4.70
2020	心血管系统用药	血管紧张素Ⅱ受体拮抗剂	1,207,577,941	514,627,250	2.35
2020	心血管系统用药	血管紧张素转换酶抑制剂（ACEI）	383,236,452	147,002,558	2.61
2020	心血管系统用药	钙拮抗剂	2,122,428,836	940,119,465	2.26
2020		合计	7,362,124,111	3,027,454,198	2.43
2021	心血管系统用药	β受体拮抗剂	1,252,109,366	699,461,482	1.79
2021	心血管系统用药	其他降压药	721,210,010	64,614,411	11.16
2021	心血管系统用药	利尿剂	433,172,723	419,583,022	1.03
2021	心血管系统用药	复方降压药	1,791,307,625	396,689,482	4.52
2021	心血管系统用药	血管紧张素Ⅱ受体拮抗剂	774,109,550	527,972,221	1.47
2021	心血管系统用药	血管紧张素转换酶抑制剂（ACEI）	236,735,997	129,539,416	1.83
2021	心血管系统用药	钙拮抗剂	2,271,612,342	1,024,700,947	2.22
2021		合计	7,480,257,613	3,262,560,981	2.29

二、剂型差异兼顾患者需求

除了常规的片剂、胶囊剂和注射剂，本文将降压药各治疗小类其他剂型作为新剂型，分析其销售金额和占比。根据 PDB 数据库，这些新剂型 2021 年在样本医院销售金额为 18.96 亿元（放大至全国公立医院购药金额为 18.96×4.11 约为 77.93 亿元，下同）（表 19-2）。

表 19-2 2021 年样本医院新剂型降压药的销售额及销售数量

药品通用名	年份	销售金额（元）	数量	剂型	治疗小类	单价（元）
卡维地洛	2021	122,060	96,596	分散片	β受体拮抗剂	1.26
普萘洛尔	2021	2,409,792	925,774	缓释片	β受体拮抗剂	2.60
美托洛尔	2021	607,430,411	293,145,279	缓释片	β受体拮抗剂	2.07
乌拉地尔	2021	140,913	43,958	缓释片	其他降压药	3.21
多沙唑嗪	2021	132,983,338	24,433,728	缓释片	其他降压药	5.44
乌拉地尔	2021	13,977	1,807	缓释胶囊	其他降压药	7.73
可乐定	2021	36,066,019	310,450	透皮贴剂	其他降压药	116.17
托拉塞米	2021	227,619	75,249	分散片	利尿剂	3.02
吲达帕胺	2021	14,691,407	10,214,810	缓释片	利尿剂	1.44
吲达帕胺	2021	352,761	618,437	缓释胶囊	利尿剂	0.57
厄贝沙坦	2021	456,520	195,108	分散片	血管紧张素Ⅱ受体拮抗剂	2.34
坎地沙坦	2021	1,261,890	396,498	分散片	血管紧张素Ⅱ受体拮抗剂	3.18
替米沙坦	2021	816,753	321,974	分散片	血管紧张素Ⅱ受体拮抗剂	2.54
缬沙坦	2021	2,656,838	1,569,451	分散片	血管紧张素Ⅱ受体拮抗剂	1.69
左氨氯地平	2021	539,110	120,894	分散片	钙拮抗剂	4.46
拉西地平	2021	4,836,979	3,719,688	分散片	钙拮抗剂	1.30
氨氯地平	2021	528,786	321,296	分散片	钙拮抗剂	1.65
硝苯地平	2021	797,675,913	227,529,958	控释片	钙拮抗剂	3.51
地尔硫䓬	2021	195,709	49,956	控释胶囊	钙拮抗剂	3.92
地尔硫䓬	2021	2,143,170	1,969,572	缓释片	钙拮抗剂	1.09
尼莫地平	2021	51,249	57,596	缓释片	钙拮抗剂	0.89
硝苯地平	2021	25,981,987	53,853,614	缓释片	钙拮抗剂	0.48
维拉帕米	2021	1,786,154	845,842	缓释片	钙拮抗剂	2.11

药品通用名	年份	销售金额（元）	数量	剂型	治疗小类	单价（元）
非洛地平	2021	243,199,893	91,863,447	缓释片	钙拮抗剂	2.65
地尔硫䓬	2021	18,460,106	11,343,764	缓释胶囊	钙拮抗剂	1.63
巴尼地平	2021	−2,855	−218	缓释胶囊	钙拮抗剂	13.10
非洛地平	2021	84,980	318,675	缓释胶囊	钙拮抗剂	0.27
西尼地平	2021	669,253	357,841	软胶囊剂	钙拮抗剂	1.87
合计		1,895,780,732	724,701,044			2.62

注：巴尼地平因退货大于销售，销售金额和数量为负数。

上述产品的剂型主要是分散片、缓释片和缓释胶囊，上市的透皮贴剂只有可乐定，与其他剂型相比价格偏高，样本医院销售额为 3670 万元；控释剂型只有硝苯地平控释片和地尔硫䓬控释胶囊，硝苯地平控释片取得样本医院销售额 7.98 亿元的成绩，销售数量 2.28 亿片，可见其覆盖人群之广。西尼地平有一个软胶囊剂。从平均价格来看，新剂型的单价为 2.62 元，也高于常规剂型。

三、复方制剂笑傲医药江湖

另外，联合治疗是降压达标的重要手段。两药联合时，具有叠加的降压作用，机制具有互补性，可抵消或减轻不良反应。两种或以上降压药物组成的单片复方制剂（SPC）使用更方便，患者依从性更高，成为联合治疗的新趋势。笔者从 PDB 数据库查到，复方制剂 2021 年在样本医院销售金额为 17.91 亿元（放大至全国公立医院购药金额为 17.91×4.11 约为 73.61 亿元，下同）（表 19-3）。

表 19-3 2021 年样本医院复方制剂降压药销售额及销售数量

药品通用名	年份	销售金额（元）	数量	剂型	治疗小类	单价（元）
厄贝沙坦＋氢氯噻嗪，复方	2021	80,972	39,361	分散片	复方降压药	2.06
缬沙坦＋氢氯噻嗪，复方	2021	4,239,394	1,337,104	分散片	复方降压药	3.17
依那普利＋叶酸，复方	2021	50,468,212	10,098,365	片剂	复方降压药	5.00
依那普利＋氢氯噻嗪，复方	2021	31,347	12,820	片剂	复方降压药	2.45
利血平＋氨苯蝶啶，复方	2021	2,927,953	2,233,730	片剂	复方降压药	1.31
利血平，复方	2021	103,294	1,005,889	片剂	复方降压药	0.10
卡托普利＋氢氯噻嗪，复方	2021	94,426	445,701	片剂	复方降压药	0.21
厄贝沙坦＋氢氯噻嗪，复方	2021	94,734,170	88,311,045	片剂	复方降压药	1.07
双肼屈嗪，复方	2021	267,374	745,589	片剂	复方降压药	0.36
坎地沙坦＋氢氯噻嗪，复方	2021	6,916,025	1,530,882	片剂	复方降压药	4.52
培哚普利＋吲达帕胺，复方	2021	83,599,297	21,698,812	片剂	复方降压药	3.85
培哚普利＋氨氯地平，复方	2021	49,730,294	8,008,401	片剂	复方降压药	6.21
奥美沙坦＋氢氯噻嗪，复方	2021	88,102,229	13,680,986	片剂	复方降压药	6.44
奥美沙坦＋氨氯地平，复方	2021	30,112,835	4,444,779	片剂	复方降压药	6.77
替米沙坦＋氢氯噻嗪，复方	2021	13,267,517	3,771,522	片剂	复方降压药	3.52
比索洛尔＋氨氯地平，复方	2021	13,520	2,299	片剂	复方降压药	5.88
氨氯地平＋叶酸，复方	2021	13,327	8,435	片剂	复方降压药	1.58
氨氯地平＋缬沙坦，复方	2021	379,958,646	82,111,880	片剂	复方降压药	4.63
氨氯地平＋贝那普利，复方	2021	118,019,066	21,882,838	片剂	复方降压药	5.39
氯沙坦＋氢氯噻嗪，复方	2021	159,986,642	36,077,354	片剂	复方降压药	4.43

续表

药品通用名	年份	销售金额（元）	数量	剂型	治疗小类	单价（元）
沙库巴曲＋缬沙坦，复方	2021	600,737,490	62,828,138	片剂	复方降压药	9.56
缬沙坦＋氢氯噻嗪，复方	2021	89,555,741	29,791,789	片剂	复方降压药	3.01
贝那普利＋氢氯噻嗪，复方	2021	1,169,585	426,183	片剂	复方降压药	2.74
赖诺普利＋氢氯噻嗪，复方	2021	3,074,166	1,910,543	片剂	复方降压药	1.61
阿替洛尔＋尼群地平，复方	2021	1,820,309	880,325	片剂	复方降压药	2.07
厄贝沙坦＋氢氯噻嗪，复方	2021	−509	−141	胶囊剂	复方降压药	3.61
替米沙坦＋氢氯噻嗪，复方	2021	11,969,799	3,284,877	胶囊剂	复方降压药	3.64
缬沙坦＋氢氯噻嗪，复方	2021	314,504	119,976	胶囊剂	复方降压药	2.62
合计		1,791,307,625	396,689,482			4.52

从上述产品可以看出，上市销售的复方制剂有 28 个，其平均价格为 4.52 元，也大幅高于普通单方制剂的平均价格。

如果将降压药新剂型和复方制剂合并计算，其 2021 年在样本医院销售金额为 36.87 亿元（放大至全国公立医院购药金额为 36.87×4.11 约为 151.54 亿元），占降压药样本医院总销售金额 74.80 亿元的 49.3%，差不多占"半壁江山"，可见新剂型和复方制剂在降压药中占有很重要的份额。

与全新靶点和结构的创新药相比，改良型新药有更多可以借鉴的已知活性成分药品的研究数据，可以缩短临床研发周期。而降压药复方制剂以其增强疗效、减少不良反应、有效抵御并发症和依从性良好等诸多优点，已经成为治疗高血压的新趋势、新方法。随着更多品种新剂型和复方制剂的开发上市，该类药品也越来越为患者所接受，市场份额也会进一步提高。

后　记

创新包装包材，现场自救自助给药

高春生

药物智能化与智慧医疗是生命科学健康行业未来的大趋势，以仿生、靶向、控释，以及高效、速效、长效和药械一体化等为基本属性的改良型新药，具有显著的临床优效或优势，可极大满足未满足的临床需求，正迎来重大发展机遇。

改良型新药通过赋能制剂新技术，改善了药物不良理化性质、提升了药物治疗指数、拓宽了给药途径和适应症范围、提高了患者依从性，但并无改变药物基本分子结构，所以药物安全性和药理活性从原理上来说无需再通过临床前或临床试验重复验证，因此研发所需的成本将能明显降低，研发周期将能大大缩短，同时改良型新药临床效果显著且有商品名，临床和商业价值潜力巨大。

研发改良型新药可以从结构优化创新、载体辅料创新、工艺技术创新和药物剂型创新等方面考虑，也可以从用法用量创新和包装包材创新等方面着手，尤其要与最新的医用器械技术、功能型药包材技术以及电子技术紧密结合，通过电子化、数字化以及药械一体化提升药品制造水平；同时强化"以患者为中心"的研发理念，发展个性化药物新剂型和自助化给药新技术，为各类人群提供最适宜的治疗药物。

目前，我国在应急医学院前紧急救治领域存在较大的发展空间，特别是可供诸如变态过敏反应人群能实施现场自行隔衣注射给药的自动注射针药械一体化自救用急救药品几乎是空白，是亟待解决的重大公共卫生问题。制药工业要紧紧抓住改良型新药推动国家医药行业高质量发展的新机遇，创新发展以弹簧为击发动力的、内灌封急救药液的笔式全自动注射器药械一体化组合新产品，填补国家应急医学院前救治现场自助注药技术空白，创造良好的社会和经济效益。

高春生：军事医学研究院毒物药物研究所研究员、博士生导师，2016 年度国家科技进步一等奖获得者。长期从事控释与特种给药制剂研究，重点开展药械一体化组合产品、口服缓控释制剂以及细胞载体治疗药物应用基础与开发研究，获批各类制剂产品临床与注册批件 20 余项，授权中、美、日、欧等发明专利 30 余项。

新型药用辅料为源头活水

郭圣荣

已上市药品的理化性状以及安全性、有效性、患者用药依从性等已在该药品的生产、包装、运输、贮存和临床应用中充分体现。基于此，通过对活性药物成分（API）的结构、剂型、给药途径或适应症等的迭代创新，克服已上市药品暴露出的问题，有的放矢，研发改良型新药，是值得支持、鼓励和推行的。

发现新靶点和基于新靶点开发新药周期长、投资大、风险高，可作为国家的一种长期发展战略。相较而言，改良型新药的研发周期短得多、投资小得多、投资产出效益大且风险可控。对制药企业来说，研发改良型新药无疑是一种理性甚至最优的选择。改良型新药也将使广大患者更易于接受、更受益，因为他们可在疾病治疗中获益。

问渠哪得清如许？为有源头活水来。药物制剂由原料药和药用辅料（pharmaceutical materials）通过一定的处方工艺和制备工艺制成。改良型新药实际上指的是改良型药物制剂。一般来说，改良型新药主要是通过对已上市制剂产品中药用辅料的优化而不是 API 结构改良来实现的。药用辅料是原料药制成药物制剂产品的物质基础。因此，新型药用辅料的出现将会促进改良型新药的研发，可认为是改良型新药研发的源头活水。改良型新药注册分类包括结构改良（2.1类）、剂型改良（2.2类）、新复方制剂（2.3类）或者新适应症（2.4类），无论哪一类创新制剂都需要优选药用辅料来实现。

以功能性药用高分子材料为例，生物降解性高分子材料如聚乳酸（PLA）等可用于制备生物降解性长效缓释植入剂；刺激响应性高分子材料如温度敏感性 PEG–PLGA–PEG 等可用于制备可注射的原位凝胶剂；黏膜黏附性高分子材料如丙烯酸基交联高分子材料等可用于制备口腔黏膜黏附性贴剂。聚集体/组装体基药物载体的出现为新型微纳米药剂等研发提供了可能。它们可包括高分子微/纳米粒、脂质体、水凝胶、生物技术药物载体和无机纳米粒等。如新型冠状病毒 mRNA 疫苗采用脂质纳米粒（LNP）为载体制备，LNP 可用于制备各种药物特别是基因药物的纳米制剂。这些新型药用辅料以及相应的制剂新工艺为改良型新药研发提供了广阔的前景。

郭圣荣：欧盟玛丽居里国际引进学者，现为上海交通大学长聘教授、博士生导师、药学院药剂学科负责人、精准药物输送与药用辅料课题组组长，中国药学会药剂学专业委员会委员，上海市药学会药剂学专业委员会副主任委员，致力于药剂学与药用辅料的教学与科研。

微粉包衣制剂"老少咸宜"

胡富强

口腔崩解片（OD）是一种放在舌面上 30 秒或 60 秒内即能自动崩解成无数微粒且口感好的药物制剂。OD 的最大特点是依从性，特别适合于儿童、老人，以及成年人的无水口服给药。在追求高质量生活的今天，尤其值得关注。

我国儿童的概念通常指 0~14 岁的未成年人。2021 年 5 月发布的第七次全国人口普查结果显示，我国儿童人口数量为 2.53 亿，占全国总人口的 17.9%。面对儿童用药的巨大临床需求，国家卫健委、工信部和国家药监局已联合发布三批共 106 种鼓励研发申报的儿童药品。2020 年 12 月，国家药监局专门出台了《儿童用药（化学药品）药学开发指导原则（试行）》。2022 年 6 月，CDE 发布《儿童用药口感设计与评价的技术指导原则（公开征求意见稿）》。对于布局儿童药物市场的企业而言，研发和产品选择的空间巨大。

第七次全国人口普查数据显示，全国 60 岁以上老年人口达 2.64 亿人，占全国总人口的 18.7%。国际上通常把 60 岁以上老年人口占总人口比例达到 10%，作为一个国家或地区进入老龄化社会的标准，据此标准，我国已经进入老龄化社会。《2015 年中老年人健康状况调查》结果显示，我国中老年人脑卒中、高血压、高脂血症的患病率居高不下。其中，脑卒中患者存在吞咽障碍后遗症的比例达 47% 左右，吞咽障碍引起的吃饭、服药困难，已成为老年人健康的重大威胁。有吞咽障碍的老人，服药时应尽可能使用微粉制剂，口崩制剂是一种非常好的选择。

OD 技术主要经历了 5 次重要进展，从第一代的铸型注入（冻干片剂，如利福平），到第二、三、四代分别关注湿法制粒、崩解性能、外部润滑装置，发展到第五代采用微粒包衣技术，OD 发展步入快车道。五代技术生产的 OD，不仅具有掩味功能，还能满足肠溶、缓控释等要求，目前国内外已有 10 多个原研制剂上市。

口崩后药物包衣粒子＜ 200μm，口腔内无砂砾感，被认为是第五代微粉包衣技术发展的重要指标。受微粉包衣设备、工艺和包衣辅料限制，特别是粒子巨大比表面包衣技术的制约，目前还没有商品化的＜ 200μm 微粉包衣产品应用于 OD 生产，特别是采用水分散体包衣技术。

笔者所在的研究团队，在针对高表面曲率粒子的水分散体包衣长期研究中发现，这种微粒子的包衣成膜性能，与水分散体包衣液的喷射角度、粒度，以及包衣液处方组成中的抗粘剂选择密切相关。研究团队采用侧喷技术，选择某个粒径范围的雾化枪以及特定的抗粘剂品种，具有包衣效率极高、不易结块、可扩大生产和工作负荷小的特点，率先实现了 < 200μm 微粒子的水分散体包衣技术新突破，基本解决了微粒子水分散体包衣的掩味、肠溶、缓控释"卡脖子"难题。

- - - - - - - - - -

胡富强：浙江大学药学院副院长、药物制剂技术国家地方联合工程实验室主任、中国药学会药物制剂专业委员会副主委、中国颗粒学会生物颗粒委员会副主委、国家自然科学基金人才及科研项目评审专家，主要从事分子药剂学和工业药剂学研究。

开辟纳米制剂成果转化通道

龙晓英

众所周知，由于从新化合物实体（NCE）起始的新药研发周期长、投入大、风险高，新型药物制剂（药物传递系统，DDS）受到研发企业及科学家青睐，迎来发展的大好机遇。

虽然给药途径众多，但口服、注射、皮肤黏膜给药依然是最主要的给药途径，尤其是口服给药患者顺应性好，加之全球正面临老龄化社会带来的老年慢性病，研究开发口服 DDS 依然具有重要意义。目前市场仍以常规制剂，即满足安全、有效、稳定的制剂最低要求的口服药品居多，高效、长效、靶向的 DDS 依然较少。除一日一次的控释制剂、重复性良好的 3D 打印等 DDS 外，具有多领域、普适性的纳米技术带动纳米制剂成为研究热点。纳米制剂能够改善药物的理化性质、生物药剂学与药物动力学性质，从而改变药物的生物效应，吸引着研究者的目光。

纳米技术除比较成熟的环糊精包合物、固体分散体外，目前研究活跃的包括脂质系统（lipid based system，LBS）、纳米晶（nanocrystalline）、高分子聚合物纳米粒（polymeric nanoparticles）、介孔二氧化硅纳米粒（meso-porou silica nanoparticles）、外泌体（exosomes）等。这些纳米 DDS 也称高端复杂制剂，虽然研究方兴未艾，但主要成果还停留在早期研发、发表论文及申请专利阶段，成功开发成为药品依然面临严峻挑战，主要问题在于工业化生产的技术、辅料安全性及纳米制剂的体内转运等系统性问题带来的临床转化率低。

相较而言，LBS 包括脂质体（liposomes）、纳米乳（nanoemulsions）的辅料安全性及制剂技术比较成熟，全球已有数个产品上市。但脂质体药物包封率低、物理与化学稳定性差问题依然存在，口服给药还要考虑如何抵御胃肠道的环境破坏、提高生物利用度及吸收机制等问题。纳米乳的贮存条件没有脂质体苛刻，但对药物选择性较高，且吸收机制更为复杂，包括脂肪酶降解、淋巴转运、包吞等与处方关系密切。

总之，DDS 在改善药物理化性质及生物学性质、提高药物疗效、降低毒副作用方面发挥着重要作用，是新药研发的重要组成部分，但临床转化率低，尤其是纳米制剂必须系统性地解决，包括复合型人才培养、基础研究、打通基础向临床转化通道等系列问题。

- - - - - - - - - - - -

龙晓英：广东药学院药剂学教授，广东药学会药剂专业委员会常务副主任委员，国际控释协会（CRS）中国分会会员，国家千人青年学者，国家特殊人才，长江学者评审专家，国家成果、广东省成果评审专家，国家自然基金、广东省科技项目及评审专家，从事药剂学新技术与新剂型的研究。

补齐高端制剂"衔接"临床短板

陆伟跃

尽管改良型新药（2.2 类、2.3 类）为药物制剂列入创新药物行列提供了契机，但就药物制剂技术含量没做明确界定，因而对推动高端制剂发展的显示度不够。2018-2021 年，统计数据表明，我国申请上市的改良型新药（制剂类）共 66 个品种，其中高端制剂仅 5 个品种，占比不到 8%。因此，我国要实现从药物制剂大国向强国转型发展，必须加快药学高层次应用型人才培养体系的建设速度、加大高端制剂研发服务机构的建设力度，尽快补齐高端制剂成果转化的"衔接"短板。

陆伟跃：中国药学会药剂专业委员会主任委员，复旦大学（药学院）特聘教授（二级），上海泰禛生物技术有限公司创始人，973项目首席科学家，享受国务院政府特殊津贴，中国药学会常务理事、战略发展专家委员会委员、药剂专业委员会主任委员。

专书特案，为医药市场注入新活力

潘卫三

改良型新药的研发应立足于临床实际需求，从立题上理顺与已上市药品的临床价值的思考及对比，让新产品更好、更快地投入临床使用。

与创新药的研发相比，改良型新药的研发，无论是剂型改良、复方改良还是结构改良，往往可以大幅度缩短实验周期、减少各项成本，随之而来的是回报率提高以及产品生命周期延长。由于这种研发普遍具有一定的开发难度或技术壁垒，需要企业进行技术创新，对于国内药企向创新驱动发展和企业转型具有良性循环的促进作用。

根据笔者个人的研究经历，较早开展渗透泵给药技术研究就是为了在我国开发出改良型新药——渗透泵控释片。就临床价值而言，渗透泵制剂具有控释释放、释药行为受体内不同环境影响小、体内外相关性较好等优点，切实克服了传统制剂临床治疗高血压等慢性疾病的一些缺陷，填补了国内相关领域的空白。在商业价值上，渗透泵控释制剂的研发门槛高、技术难度大，国内一批企业相继进行这种创新技术的攻关，也促进了激光打孔机等制剂设备以及可用于渗透泵控释片的新型辅料研发。由此可见，改良型新药为我国医药市场注入了新鲜活力。

潘卫三：沈阳药科大学二级教授、博导，中国药学会药剂专业委员会资深委员、国务院政府特殊津贴专家、国家药监督局药品评审专家，曾任国际控释

协会（CRS）中国分会第三届主席、沈阳药科大学药学院院长（2004–2012年），主要研究渗透泵控释技术等。

丰富"临床优势"内涵

王健

原国家食品药品监督管理总局于2016年3月发布并实施《化学药品注册分类改革工作方案》（以下简称《方案》），将化学药品注册分为5类，其中第2类为境内外均未上市的改良型新药，这是我国监管机构首次明确界定"改良型新药"。根据《方案》，改良型新药包含4类，除了2.4类"含有已知活性成分的新适应症的制剂"外，其他3类改良型新药均明确要求"具有明显临床优势"。

《方案》制定的初衷是"为鼓励新药创制，严格审评审批，提高药品质量，促进产业升级"。但目前我国批准上市的改良型新药数量不多，甚至远远少于创新药数量。近几年陆续上市的孟鲁司特钠口溶膜、奥氮平口溶膜、阿立哌唑口溶膜、他达拉非口溶膜、盐酸美金刚口溶膜等均按2.2类改良型新药获批，都是在用药便利性方面有一定优势，特别适合不便吞服固体制剂的老人和儿童患者。

实际上，美国FDA批准的大多数505（b）（2）产品并不具备传统意义上的"明显临床优势"。例如美国FDA于2015年批准上市的新剂型3D打印药片SPRITAM®（左乙拉西坦片）虽被视为制药领域的革命性突破，但其与普通片相比并无"明显临床优势"。再如美国FDA于2017年批准上市的新组合Abilify MyCite，是一种含有微芯片传感器的阿立哌唑片，被称为制药领域的另一项重大突破，也不存在传统意义上的"明显临床优势"。

如果严格按照《方案》要求，美国FDA能够批准的大多数505（b）（2）产品将无法在我国率先获得批准。另一方面，我国批准上市大多数的2.2类改良型新制剂（如膜剂）距离"明显临床优势"也有一定距离。

为了更好地鼓励创新，笔者建议，丰富并延伸改良型新药临床优势的内涵。

传统意义上的"临床优势"只是药物创新的目标之一。药物创新应以人民健康为中心，以临床需求为导向，以高质量发展为牵引，只要具有方便患者用药、降低药品成本、提高药品质量、改善用药可及性、采用更环保的生产工艺等方面创新，能在不同程度上满足临床用药需求，或促进制药产业高质量发展，均应予以鼓励和支持。

- - - - - - - - - -

王健：博士研究生导师，医药先进制造国家工程研究中心（原药物制剂国家工程研究中心）主任，上海呼吸系统药物工程技术研究中心主任，兼任国家药典委员会委员、中国药学会常务理事，主要从事新型吸入给药制剂与黏膜给药制剂研究。

改良型新药：巨人肩膀上的创新

王建新

基于新靶点的创新药物的发现可谓九死一生，要克服物理化学性质、生物学性质、临床前与临床研究的重重困难，如何充分利用和发挥这些药物的功能，以创造更好的临床和市场价值，是医药企业和药学工作者共同的追求。

药物在被转运至特定靶点发挥药效之前，必须经历从药物制剂中的溶出释放和在体内吸收的 ADME 过程，药物递送在很大程度上决定了其在作用部位和靶点的浓度高低、持续时间等，没有好的制剂，创新药物就难以真正发挥应有的作用。没有持续的改良创新，就不能充分发挥药物的功能以满足临床不同患者的需求。这也是很多改良型制剂能创造比最早上市的普通制剂更好的市场价值的原因。

笔者一个朋友的孩子患有精神分裂症，患者不愿意根据医嘱按时服药，导致病情越来越重，家长非常苦恼。后来改用注射用的长效利培酮微球，两周肌内注射一次，有效控制了病情，患者也更容易接受，大大减轻了家庭的压力。这充分体现了改良型制剂的临床意义。当然如果能够使用三个月或者六个月一次的长效制剂，可能效果更佳。

改良型制剂是新药的一个重要组成部分。制剂的改良，往往牵涉到辅料、设备、包材的全面改进，是一个国家医药产业整体实力的体现。随着业内不断提升对改良型制剂价值的认识，笔者相信，在研究机构和企业的共同努力下，更多国产创新制剂将会上市，造福国内外患者。

王建新：复旦大学药学院党委书记、药剂学教授、博导，"智能化递药"全军重点实验室主任，复旦大学中西医结合研究院药物研究所所长、复旦大学–则正医药复杂药物制剂联合研究中心主任、新型药物制剂上海市劳模创新工作室负责人等，主要研究方向为新型给药系统构建和药物新制剂新剂型。

研发创新莫道迟　改良新药正当时

魏刚

改良型新药，重点在一个"良"字，改变的目标是通过对已知活性成分的结构、剂型、处方工艺、给药途径或适应症等进行优化，形成具有明显临床优势的新药。与已上市药品相比，改良型新药立足于明确的临床需求，或增强药效，或降低副作用，或提高患者用药的依从性，是制药企业对已上市药品进一步完善更新的行为，其成果将使广大患者有更多的临床用药选择，在疾病治疗中获益。

在开发新靶点难度逐渐增加、仿制药竞争日益激烈的情况下，如何深入发掘已上市药品的潜力，改进其在临床应用过程中暴露出的不足，逐渐成为制药企业的理性选择。同时，当代制剂技术、药用辅料、制剂设备、检测设备、给药装置和包装材料等方面的创新和进步，恰好为上市药品的改良创造了前所未有的机遇和便利。改良型新药注册属于2类，包括结构改良（2.1类）、剂型改良（2.2类）、新复方制剂（2.3类）

或者新适应症（2.4 类），无论哪一方面的创新都可以形成技术或专利壁垒，通过降低研发风险和投入，有效延长产品的生命周期。

从我国注册申报的情况看，近年来采用新制剂技术研发的剂型改良（2.2 类）产品比重逐渐上升，截至 2022 年 3 月已超过新适应症（2.4 类）产品的申报数量，占据了改良型新药的半壁江山，呈现出欣欣向荣的发展态势。

以眼科制剂为例，目前临床应用的产品剂型单一，仍以常规的滴眼剂、眼膏剂、凝胶剂为主，存在眼部药物吸收有限、无法治疗眼后段疾病等问题。对于致盲性的眼底疾病，则需频繁通过创伤性的眼内注射给药，因易导致多种并发症，患者难以接受。针对这一现状，各种长效植入剂、纳米制剂、促进吸收、聚合物偶联物、包合技术以及可填充植入装置等应运而生，其中有些产品已实现临床应用，还有些技术仍在接受临床评估。这些新技术的涌现，无疑将惠及众多眼部疾病患者，为他们重见光明带来希望。

基于临床实际需求，急患者所急，应是改良型新药的发展方向。

魏刚：复旦大学药学院教授、博士生导师，兼任中国药学会药剂专业委员会委员和中国药学会纳米药物专业委员会委员、《药学学报》编委等职务，主要从事黏膜给药系统的基础与应用研究，以及生物大分子的修饰与递送研究。

改良创新潮起　吾辈乘风破浪

吴伟

时光荏苒，在药剂学教学与科研领域摸爬滚打已三十余载。回顾过往，感慨万千。值此改良型制剂百家争鸣之际，与大家分享一下个人的经历与感受。

初识药剂学

如果不算日常生活中寻医问药所遇到的药物制剂，真正地了解药物制剂应该是从大学里系统地学习《药剂学》这门课程开始。说实话，药剂学是门实践科学，笔者本科毕业于二军大药学院，是综合性药学院校，因此大学里所学的内容更多的是理论知识，缺少实操训练，对药物制剂的认知真真切切地是从本科毕业开始。

笔者毕业后，分配到一个部队医院药剂科工作，所在单位有一个附属制药厂。当时药剂科的老领导也是后来笔者硕士阶段的导师之一张恒弼教授。他正在主持一项中药制剂复方冬五片的研发工作，笔者十分幸运地作为学徒参加了该药品的后期研发过程，第一次亲眼目睹了片剂的生产过程。目之所视，谈不上新奇，但确实对自己的专业认知产生了很大的冲击。

本科毕业一年后，笔者幸运地获得了返校攻读硕士研究生的机会。笔者的初衷是从事药物化学或有机化学方面的工作，却阴差阳错地进入了药剂学专业。当时，笔者有点瞧不上药剂，主要原因还是对药剂学尤其是新剂型不太了解，觉得普通制剂的工作缺乏挑战性。进入专门学习后，笔者对药剂学的固有观念也一点点地发生了改变。

上世纪九十年代初，药剂学相关参考资料非常少，图书馆可以找到的影印期刊只有《Drug Development and Industrial Pharmacy》《International Journal of Pharmaceutics》等不足五本，并且不全，即便是到中科院科技情报中心也无法找全需要的全文，查资料要靠手工翻阅影印版的《Chemical Abstract》。药剂学的研究生进行新剂型研究的还不多，隔壁实验室的大师兄进行关于亲水凝胶骨架片的研究工作，正是基于对他的工作的部分了解，笔者第一次真切地感受到支撑药剂学的基础理论，了解到药剂学与材料、化学工程等学科的密切联系。

培育科研兴趣

笔者的硕士课题研究方向是导师定的，最初的选择是透皮给药，这在当时非常前沿和时髦。在那个年代，研究透皮贴剂最大的困难是压敏胶很难获得。遗憾的是，由于二导出国留学，这个题目刚刚开始就不得不更换。新的课题是研究胃内滞留型漂浮片，利用了亲水凝胶骨架的亲水动力学平衡原理，辅以低密度辅料与产气物质，课题本身没有太大的挑战性，但的确使笔者对制剂的研究与开发过程有了全面认识，打开了笔者对药物吸收与体内处置过程全面认知的大门。

3年硕士阶段的工作虽然短暂，却培养了笔者的科研兴趣，为未来独立工作后研究方向的选择在无形中奠定了基础。硕士毕业后，笔者毫不犹豫地选择继续攻读博士，当时全国能够招收博士生的导师不多，在硕士导师周全教授的推荐下，十分荣幸地进入华西医大陆彬教授课题组攻读博士学位。

陆彬教授是我国最早开展微球微囊制剂研究的著名专家之一，笔者具体的研究课题是地塞米松PLGA长效微球治疗眼后段疾病玻璃体视网膜病变。博士阶段的训练，使笔者更全面更深入地学习了微粒与纳米载体递送系统，为将药物递送技术与药物制剂结合，设计开发新型递送系统打下了坚实基础。

硕博士期间的工作潜移默化地影响了笔者之后的研究方向选择。当时，国内还没有改良型制剂的说法，一般称为新剂型或新型给药系统，改良型制剂是舶来名词，取自英文单词"modified"。

承接研发合同

博士毕业后，笔者经历了退伍、上海市人才引进、找工作，最终落脚在向往已久的上海医科大学药学院，办理入职时，因院校合并，现已经更名为复旦大学药学院。当时，学校的条件非常简陋，虽然给了一定的启动经费，但仍很窘迫，笔者咬咬牙，购置了一台岛津的简易版高效液相就花掉了一半经费。无奈之下，笔者还是撸起袖管搞起了开发。

于个人而言，笔者真正从事改良制剂研发应该是从这个时候开始。初始阶段，承蒙各位业内挚友的信任和帮助，我拿到了很多制剂工艺的研发合同（哈哈，当时还没有"外包"的说法），短短三五年间，笔者就做过大输液、水针、冻干制剂、滴眼剂、片剂（普通片、缓释片、口崩片）、胶囊剂、滴丸剂、散剂、软胶囊剂等十余种剂型的工艺研究，到上海以及国内几十家药厂进行过放大生产。

所幸笔者一直坚持严谨的工作作风，尽管研发经费普遍不高，但每个项目必亲自下厂，完成从中试到放大生产的全过程，为厂家解决初生产阶段的各种问题。记忆非常深刻的是，笔者开发的一个大输液品种，生产放大过程非常顺利，但最大挑战在于质量控制，要同时监控十几个指标，其中几个指标的检测对操作水平的要求非常高。第一次试生产后，厂家忧心忡忡地召集我们开会，因为有好几个指标不合格。笔者想："这不可能啊！从投料到灌装，我都和他们一起亲力亲为的呀！"仔细询问分析后，问题一个个地理清楚了。

其中一个指标是测定葡萄糖含量，需要用糖还原氢氧化铜为氧化亚铜沉淀，通过测定沉淀物的重量，回推计算糖的含量。操作人员在加热时，忘记了加沸石，致使液滴飞溅，损失了部分沉淀物，测得的数据当然就不对了。

最得意的早期新制剂

笔者最得意的早期新制剂作品是氨酮戊酸散，按现在的标准，这是地地道道的改良型制剂。氨酮戊酸俗称艾拉，是一种前药式光敏剂，在体内由八个艾拉分子组成卟啉结构，光动力治疗各种疾病。当时，国外上市的艾拉产品是一种可涂布的笔管状制剂。由于艾拉稳定性极差，无法制成含水制剂，国外上市产品采用含乙醇和多元醇的溶剂，与药物粉末分别封装在安瓿里，再置于笔管状装置里，用时将含药物和溶剂的安瓿挤碎，振摇使药物溶解、混匀，然后从笔管端部挤出，涂布于患处。

鉴于制剂含有刺激性醇类物质，不能用于敏感粘膜部位。国内药企开发了艾拉用于敏感部位的新适应症，急需研发适用的制剂，但是国外上市产品是为治疗皮肤癌特别设计，不适用于新的适应症，无法仿制。在充分考虑 API 的性质以及临床用药目的等各种因素的情况下，笔者的团队将艾拉设计成速溶性喷雾干燥粉末，抛弃了原剂型使用的非水溶剂，直接采用注射用水临用前稀释后涂布，既解决了 API 的稳定性问题，又解决了不能用于敏感粘膜，且还要开发配制用溶剂的麻烦。该产品的制剂组方与制备工艺获得了中国发明专利授权，产品上市后，获得了非常好的临床应用效果与应用体验。该产品目前为国内独家，年销售额以数亿计，发展稳健，是企业的支柱产品。

改良型制剂迎发展机遇

随着国内科研基础实力增长，医药行业也正从仿制为主向创新发展，新药创制重大专项的实施是国家意志的集中体现，也已取得丰硕的成果，预期在不久的将来，我国创新药物研发一定会迎来井喷式爆发，孕育出多个 first-in-class 产品。具体到创新（改良）制剂，在重大专项实施阶段，布局力度似乎有所不足。改良制剂投入少、周期短、推广易、收益高，鉴于我国医药行业发展的状况，无疑应该率先加大投入，寻求快速突破。

当前，改良型制剂迎来了历史发展机遇，一方面仿制药一致性评价倒逼企业不得不走创新之路，一方面基于国内医药行业对改良制剂价值的再认识，另一方面国内药物制剂基础与转化研究不断进步，多方面发展共同促进了改良型制剂的研发热潮。当然，科技资本的介入也在不断推高改良型制剂的热度，预期改良型制剂将迎来黄金发展时期。而吾等药物制剂的实践者，制剂发展的历史见证人，也将以满腔的热忱投入到这场轰轰烈烈的改良创新大潮中。

- - - - - - - - - -

吴伟：复旦大学药学院教授，从事药剂学教学与科研工作三十余年，主要科研方向为药物载体给药系统体内时空命运、口服给药系统、药物新剂型与新技术。成功开发转化糖电解质注射液、外用氨酮戊酸散等数十种药物制剂产品，发表 200 余篇学术论文。

3D 打印制药的机遇与挑战

杨帆

　　3D 打印技术是一种平台性的关键共性技术，在药物制剂领域，该技术具有良好的微观精确控制与空间精准调控能力，弥补了传统制药技术难以设计复杂剂型的不足，应用于改良型新药研发前景广阔。2015 年 7 月，全球首款由 3D 打印技术研发制备的左乙拉西坦速溶片（商品名：Spritam®）获得美国 FDA 批准上市，标志着 3D 打印新兴技术正式进入药物开发和生产领域。2022 年 3 月，中国三迭纪公司的改良型新药产品 T20 获得了美国 FDA 的 IND 批准，公司报道通过设计药片内部三维结构，做到程序化精准控制药物释放，可以使 T20 在正确的时间以正确的药量递送到人体正确的胃肠道部位，有利于低溶解度和低渗透性的药物在胃肠道里的有效吸收，诠释了精准释药，临床价值获得了认可。

　　3D 打印技术可以在三维空间让药物释放更精准、降低创新药研发成本，用数字化设计，为药物速释制剂、改良型制剂以及复方制剂的开发提供新思路。它还可以为药物个体化提供更多可能性，满足不同患者个性化的需求，为他们制备特殊形状的药片、调控药物固体存在形式比例和释放特性、配制特定剂量的药物。

　　虽然 3D 打印技术应用于制药领域具有诸多优势，但仍存在一系列技术和监管方面的挑战，例如传统的质量评估方法是否适用 3D 打印药品的性能评估，如何界定每种 3D 打印技术的关键工艺参数，相信通过科学研究的进一步深入，打印技术的不断提升以及相关监管法规的完善，3D 打印技术将为改良型新药研发带来新的机遇和希望。

- - - - - - - - - - -

杨帆：广东药科大学新药研发中心常务副主任，为广东省药物新剂型重点实验室、广东省局部精准药物递药制剂工程技术研究中心负责人；从事药剂学、生物药剂学等多方面的科研与教学工作二十多年，在药物新剂型与新技术，特别是 3D 打印药物制剂等方面有深入的研究。

三大释药系统大放异彩

张强

从新药注册分类看，新制剂或释药系统属于改良型新药，但如果从临床价值和商业价值来分析，改良型新药还可以分为成药型释药系统、改良型释药系统和仿制型释药系统几大类。

其中，成药型释药系统可以显著提高 API 的成药性，使原来难以成为药品的 API 成为药品，典型例子如 siRNA 和 mRNA 的首个 LNP 类药物制剂。改良型释药系统能够改善原有药品的疗效和安全性、提高药品质量控制水平或增加用药顺应性，如阿霉素脂质体、白蛋白紫杉醇等原研新制剂。仿制型释药系统仿制国内外已上市的新制剂，与上市产品相比具有可替代性，如国内仿国外的部分释药系统。

显然，不同类型的改良型新药可能具有不同的临床价值和商业价值。成药型释药系统把不可能变为可能，把临床没有变为临床可用，一般来讲具有较大的临床价值和商业价值，2 个首批上市的 mRNA–LNP 制剂可能属于比较极端的例子。改良型释药系统需要比较大的创新性，可能需要在技术等方面的重要突破，具有高效低毒或其他方面的临床优势，因此临床价值和商业价值非常显著。即使是仿制型释药系统也可能具有创新性，可以申请相关专利，解决临床替代问题，临床价值非常明显。

- - - - - - - - - -

张强：北京大学教授，973 首席科学家，中国药学会常务理事，药剂专业委员会名誉主委，纳米药物专委会副主委，药典委制剂专委会副主任。曾任世界控释协会中国分会首任主席等。主要从事创新制剂的基础与临床转化研究，先后承担国家 973 计划等。

纳米制剂未来可期

张学农

改良型新药具有普通药物制剂不具备的优势，在不改变给药途径下，通过对原料、处方工艺及剂型改变实现增效减毒。尤其对难溶性低渗透性药物，通过增溶、微粉化等技术可有效改善难溶性药物及大分子药物的吸收途径，显著提高药物的生物利用度和疗效。

笔者所在课题组以丝素蛋白、壳聚糖、泊洛沙姆、HMPC、PLGA、丙烯酸树脂类等天然、经修饰与改性合成新型生物相容性与可降解高分子材料，制备和研究质量可控、性质稳定的多功能性，包括温度 /pH 敏感性、受体介导、抗体修饰纳米粒、脂质体、聚合物胶束等改良型新型药物制剂，以提高药物的靶向性及缓控释给药系统，用于抗肿瘤药物、基因药物等改良型新药的研发。

例如针对难溶性药物去氢骆驼蓬碱（Harmine）、阿苯达唑（Albendazole）及大分子药物环孢素 A（Cyclosporin A）、紫杉醇（Paclitaxel）和 GLP-1 等溶解性或渗透性的改良，显示出大分子口服给药的可行性及其潜在的应用前景。前期研究显示，应用纳米技术制备的多种药物的靶向纳米粒及前段共聚物胶束等新型载体药物制剂，经 Caco2 细胞模型和动物在体吸收体等技术探索其跨生物膜的吸收机制，显示纳米药物制剂显著改善难溶性药物溶解度，跨膜的通透性，可有效提高吸收窗药物的生物利用度。同时，改良型纳米口服药物显示出病灶部位的靶向特性和定位释药特性，具有良好的应用前景。

张学农：苏州大学药学院教授、博士生导师，为国家执业药师工作专家库首批入选专家、国家发改委价格评审中心专家成员、中国药学会药剂学分会委员、江苏省药学会药剂学会副主任委员，获江苏省"333 高层次人才培养工程"学科带头人等称号。

策略性扩展新药生命周期

赵忠熙

由于原创药开发成本上升、仿制药份额增加，原研制药公司更专注于提升已批准原创药回报率的策略，研发改良型新药是赚取更多利润较为理想的途径。在专利到期前后，为了减轻专利到期的影响，原研制药公司通常采用各种策略延长品牌药物的生命周期，以维持营销利润。这些生命周期扩展策略可以分为研发战略（新适应症、新制剂、复方药物和新一代药物），营销策略（定价、促销、资产剥离、差异化、非处方药和品牌仿制药）和法律战略（仿制药诉讼和新专利）。

笔者在归国加入山东大学药学院之前，曾经供职于美国默沙东公司，主要工作职能包括 I – IV 期原创新药以及相关改良型新药的研发工作，参与的广义改良型新药包括儿童新药、复方新药和 OTC 等。

按照美国儿童用药法规，将原创成人用药改为儿童用药，可以获得 6 个月的附加专利保护期。降压药赖诺普利（Prinivil/Zestril）专利到期前的年销售额约为 30 亿美元，为了推迟仿制药竞争，公司将其成人片剂改为简单的儿童混悬剂。该制剂可以由药剂师在药房内快速配制，所用混悬剂辅料均需来自药房常用的商业化制剂，该类制剂的研发属于短平快型，包括临床研究在内的所有研发费用只有几千万美元。

降压药依那普利专利到期前，公司开发了复方新药依那普利－非洛地平复方速释－控释降压药（LEXXEL™）。该药由内层和外层两部分组成，内核外壳分别为控释药物非洛地平和速释药物依那普利，其临床价值在于，一个药片可以同时实现快速和缓慢降压的双重效果。该制剂研发的关键技术在于内核控释和外壳速释，控释内核非洛地平需要满足体内外关联性要求，而依那普利包衣速释外壳制备的核心问题是剂量均匀度。

为了延长肌肉松弛剂环苯扎林（Flexeril®）的生命周期，公司启动了处方药转为 OTC 的研究开发。由于该药原始开发时所用的检测技术较为陈旧，转为 OTC 需要满足当时的新药开发指南要求，该制剂研发面临的主要问题是药物分析技术开发和降解产物鉴定。不幸的是，虽然公司投入了大量的人力、物力和财力，该药最终还是未能获得美国 FDA 的上市批准。考虑到 OTC 药物内在较高的服用者安全性要求，处方药到 OTC 转化项目的立项至关重要。

赵忠熙： 山东大学药学院药剂学教授、博士生导师，2010 年入选国家级创新人才计划，荣获国家特聘专家、山东省"泰山学者 – 药学特聘专家"等荣誉称号，受邀担任多项国家重大人才计划以及重大新药创制国家科技重大专项评审专家，主要从事新药创制、创新医疗器械和功能食品研究。

改良彰显"药"威力　创新引领"药"发展

郑爱萍

"十三五"是我国医药行业改革的迅猛时期，频繁出台系列文件规划，指引行业转型升级。2016 年 3 月，由原国家食品药品监督管理总局发布的《化学药品注册分类改革工作方案》正式实施，拉开了我国医药产业转型升级的序幕。不论是重新界定的新药及仿制药范围，还是首度确定的改良型新药概念，都给我国的新药研发带来了巨大的影响。同时，药品集中带量采购持续开展为我国药品研发和生产的成本和质量带来了新的挑战。随着 1 类新药开发越来越困难、仿制药竞争愈发激烈，通过对已上市药品进行改进、强调"临床优效性"等特点的改良型新药，已经成为全球新药研发的主流，符合我国医药企业转型升级的方向。

当前，我国医药产业呈现两大发展趋势：一是仿制药一致性评价和带量采购；二是鼓励创新药发展。在此背景下，创新药研发政策红利频发、海量资金争先追捧、国内新药研发越发蓬勃的诱人表象下，是研发周期长达十几年的时间成本，数百万甚至上亿元的资金投入，以及研发失败无法上市的极大风险。所以，具备成功率高、收益高、生命周期长等特点的改良型新药，对于转型期药企的发展及定位是一个阵痛小、易上手的最佳选择。

改良型新药的价值在于对已上市产品开展优化，使其与被改良药品相比具有更明显的临床优势，临床优效性是改良型新药的精髓。反之，缺乏临床价值考虑、"为改而改"的产品是没有意义和价值的，终究会被市场淘汰，真正体现临床价值的改良型新药的商业价值潜力巨大。同时必须认识到，改良型新药并不是简单的剂型、用途或组分改变，其研发过程仍然考验研发团队的经验积累与技术沉淀。特别是高端制剂的改良型新药不仅在一定程度上避免了简单的低水平重复，更是为我国制剂技术创新积累宝贵经验，厚积薄发，期待突破。

- - - - - - - - - -

郑爱萍：中国人民解放军军事医学研究院研究员，博士生导师。研究方向为纳米技术药物、黏膜递送新剂型、生物技术药物及 3D 打印技术药物。承担国家级课题 20 余项，聚焦创新制剂研发，获生产批件 8 项、临床批件 13 项。授权专利 16 项，参编论著 5 部，发表论文 160 余篇，获省部级科技进步奖 3 项。

改良创新　势在必行

周建平

在创新药研发越来越难、仿制药竞争越来越大的国内外大环境下，我国制药行业发展面临严峻考验，如何实现从制药大国走向制药强国的"强国之路"是我们必须面对的重要使命。

为了鼓励新药创制，严格审评审批，提高药品质量，促进产业升级，原国家食品药品监督管理总局于 2016 年 3 月发布了《化学药品注册分类改革工作方案》，对化学药品注册分类进行改革，重新定义"新药"，并将其进一步分为 1 类新药（创新药）和 2 类新药（改良型新药）。受这一政策鼓舞，我国大多数尚无力支撑创新药研发的仿制药企业，转而聚焦改良型新药研发。

纵观发达国家新药研发历程可知：随着新化合物发现越来越难、研发周期越来越长、失败风险越来越大、诸多不可预测因素越来越多，改良型新药具有的失败风险小、研发周期短、社会和经济效益高等特征被广泛认同，近年来改良新药在国内外新药研发领域一枝独秀。鉴于各国对改良新药在审批政策、企业研发理念、产品质量认知、显著临床优势等方面的差异性，企业对为何改良、如何改良、临床优势如何验证等问题必须有清晰的认识。

改良型新药系指在已知活性成份的基础上，对其结构、剂型、处方工艺、给药途径、适应症等进行优化，且具有明显临床优势的药品。目前，我国制剂改良是改良型新药的主阵地，拥有核心制剂工艺平台的规模型药企和创新型药企是主力军，脂质体、微球、透皮制剂、吸入制剂、口服缓控释制剂、口腔速溶膜剂等高端复杂制剂是主要突破口。

近年来，我国改良型新药快速增长的主要原因是，国家政策鼓励创新和重视临床价值是重要引导力（2类新药），改良新药的临床迫切需求是主要驱动力（我国慢病患者数量大幅增加），我国创新制剂技术的快速发展是核心支撑力。

我国改良型新药不断上市，对实现制药产业结构转型、绿色发展乃至制药强国的目标都具有重要的推动作用。

周建平：中国药科大学教授、博士生导师，现任国家药典委员会执行委员会（药剂专业主任委员）、江苏省药学会常务理事（药剂专业主任委员）、国家药监局新药审评专家等。主要从事药物新制剂、新剂型和新技术研究，重点在微粒制剂、缓控释和速释给药系统新技术研究领域。